Marcello Henrique Araujo Da Silva

Theoretisches und praktisches Handbuch zur Meldung von Krankheiten und Beschwerden

Marcello Henrique Araujo Da Silva

Theoretisches und praktisches Handbuch zur Meldung von Krankheiten und Beschwerden

1. Auflage

ScienciaScripts

Imprint

Cover image: www.ingimage.com

This book is a translation from the original published under ISBN 978-620-6-75934-8.

Publisher:
Sciencia Scripts
is a trademark of
Dodo Books Indian Ocean Ltd. and OmniScriptum S.R.L publishing group

120 High Road, East Finchley, London, N2 9ED, United Kingdom
Str. Armeneasca 28/1, office 1, Chisinau MD-2012, Republic of Moldova, Europe
Printed at: see last page
ISBN: 978-620-7-39910-9

Manuelles theoretisches und praktisches Handbuch zur Meldung von Sachverhalten und Ernsthaftigkeit

Dr. Marcello Henrique Araujo Da Silva Ph.D.

Gabriel Labre do Nascimento

Victor Gomes Masciel

2024

Editor

Marcello Henrique Araujo **Da Silva**

- Studienstudenten, Pós-Graduação em Fisiopathologia e Ciências Cirúrgicas, Universidade do Estado do Rio de Janeiro (UERJ);
- Farmacêutico gründete die Universidade Unigranrio auf dem Weg zur Bolsista des Programa Universidade para Todos (ProUni);
- Pesquisador-Chef des Instituto de Pesquisa Clínica e Patológica Da Silva (IDS).

Herausgeber

Gabriel Labre do **Nascimento**

Pesquisador assoziiert mit dem Instituto de Pesquisa Clínica e Patológica Da Silva – IDS

Victor Gomes **Masciel**

Pesquisador assoziiert mit dem Instituto de Pesquisa Clínica e Patológica Da Silva – IDS

Mein Name ist Marcello Henrique Araujo Da Silva, Assistenzprofessor für Physiologie und medizinische Wissenschaften an der Universidade do Estado do Rio de Janeiro (UERJ) und Mitglied der Coordination of Pessoal Assessment of Higher Level (CAPES). Farmacêutico, bolsista do Governo Federal no Programa Universidade para todos (ProUni).

Dieses Buch ist ein *Handbuch* , das alle Grundlagen der Notifizierung dieses Landes in Brasilien abdeckt. Dieses Buch erschien im Jahr 2023, was mich dazu inspirierte, diesem Thema bei verschiedenen Fehlern/Falschmeldungen über schwerwiegende Verstöße und kontroverse Reaktionen zu folgen. Es liegen außerdem zahlreiche Benachrichtigungsfehler vor, die während der Zusammenarbeit mit anderen Wissenschaftlern des Instituto de Pesquisa Clínica e Patológica Da Silva (IDS) im Zusammenhang mit der politischen Öffentlichkeitsarbeit des Landes festgestellt wurden. Dieses Handbuch ist ein aktueller, anschaulicher, praktischer und theoretischer Leitfaden für die wichtigsten Kommunikationsmethoden von Daten und Gravos des brasilianischen Ministeriums. Ich hoffe, dass Sie das Recht haben, die Geschichte zu erzählen, und ich hoffe, dass Sie nicht das Interesse an Ihrer beruflichen Laufbahn verlieren. Boa leitura.

Rio de Janeiro, 11. März 2024

Marcello Henrique Araujo Da Silva

Dies ist unsere exklusive Geschichte vom Da Silva Institute:

Digitalize-me!

SUMÁRIO

Kapitel 1

Sicherheitsmeldesysteme

Marcello Henrique Araujo Da Silva

O Brasilien verfügt auch über öffentliche Benachrichtigungssysteme. Diese Systeme sind äußerst einfach und effektiv, um öffentliche Richtlinien in allen Staatsgebieten abzugrenzen. Bevor Sie vor diesen Benachrichtigungssystemen in Ihrem Land gewarnt werden, müssen Sie rechtliche Hinweise aufzeichnen, die grundlegend und unverbindlich sind, damit Sie über professionelle Informationen in Ihrem Bereich verfügen.

Das bedeutet, dass Sie in Fällen, in denen Sie die Plattformen des brasilianischen Ministeriums für Gesundheit und Verwaltung besichtigt haben, direkt über die Benachrichtigung über eine Schwerkraft oder über eine schädliche Wirkung eines Arzneimittels verfügen müssen. Dies ist ein äußerst besorgniserregendes Problem, wenn noch immer fehlerhafte Benachrichtigungen vorliegen, die dieses Problem betreffen.

Wenn es uns nicht gelingt, in unserem Land Informationssysteme bereitzustellen, müssen wir verstehen, dass die brasilianische Gesetzgebung diesem Problem unterliegt. Befolgen Sie bei einem Umzug nicht die Praxis, ohne die Theorie zu verstehen. Bevor Sie den Benachrichtigungsprozess sehen, müssen Sie wichtige Gesetze verstehen. Abaixo, Sie werden auf einige Leis stoßen, die grundsätzlich Folgendes berücksichtigen:

Lei Federal Nr. 6.259, vom 30. Ausgabejahr 1975

„Stellen Sie sicher, dass Epidemiologieorganisationen, das Nationale Immunisierungsprogramm, entsprechende Normen für die obligatorische Benachrichtigung von Gefängnissen und andere Provinzen festlegen." Probieren Sie das erste Impfprogramm in Ihrem Staatsgebiet aus und Sie können es gemäß Kapitel 7 nutzen."

Portaria Nr. 3.947/GM/MS vom 25. November 1998

„Verhalten Sie sich an Organisationen der Epidemiologischen Überwachung, an das Nationale Immunisierungsprogramm, legen Sie relative Normen für die obligatorische Benachrichtigung von Gefängnissen und andere Provinzen fest."

Portaria Nr. 66, vom 10. September 2004

„Legt unsere Verfahren und Verantwortlichkeiten in Bezug auf die technisch-wissenschaftliche Offenlegung von Kindern und Informationen der Sekretäre der Vigilância em Saúde – SVS/MS fest.“

Hier sind einige der wichtigen Dinge, die wir sehen:

- Kunst. 8° (...) §1° Para efeito desta Norma, não se incluem as „dados de domínio publico“ as bases de dominio dados, com a identificação de la notification, dos informationsgerenciados pela SVS.

- Kunst. 9. Der Befreiung der Banken von registrierten SVS-Kunden geht eine konkrete Analyse jedes einzelnen Falles voraus, wobei die Verfügbarkeit ohne Rücksicht auf die Berücksichtigung unserer Artikel 37 und 40 des Dekrets Nr. 1 zu berücksichtigen ist. 4.553/2002 (Revogado pelo Decreto Nr. 7.845/2012).

Normative Anweisung Nr. 02/SVS/MS, 22. November 2005

„Geregelt als Aktivitäten der epidemiologischen Überwachung im Zusammenhang mit der Überwachung, dem Fluss und der regelmäßigen Benachrichtigung über die obligatorische Benachrichtigung durch das Sistema de Informação de Agravos de Notificação – SINAN. Diário Oficial da União, Poder Executivo, Brasília, DF, 23. November 2005. Abschnitt 1, Seite. 46“.

Portaria Nr. 30, vom 7. Juli 2005

„Institui o Centro de Informações Stratégicas em Vigilância em Saúde, definieren seine Eigenschaften, Zusammensetzung und Koordination.“

Portaria Nr. 1.865, vom 10. August 2006

„Estabelece a Secretaria de Vigilância em Saúde as Ponto Focal Nacional para o Regulamento Sanitário Internacional (2005) junto a Organização Mundial da Saúde“.

Gesetzesdekret Nr. 395 vom 9. Juli 2009

„Genehmigte den überarbeiteten Text der Internationalen Gesundheitsverordnung, der von der 58. Generalversammlung der Weltorganisation von Saúde am 23. Mai 2005 vereinbart wurde.“

Dekret Nr. 7.616 vom 18. November 2011

„Wir berichten über die Notstandserklärung in der Saúde Pública de Importância Nacional – ESPIN und die Einrichtung einer Força Nacional do Sistema Único de Saúde – FN-SUS“.

Lei Nr. 12.527, vom 18. November 2011

„Regula o accesso a informações previsto no inciso XXXIII do art. 5o, kein Inciso II zu § 3o zu Art. 37 e nein § 2o do art. 216 der Bundesverfassung; geändert durch Gesetz Nr. 8.112, 11. September 1990; Revoga a Lei Nr. 11.111, 5. Mai 2005, und Verfügungen von Lei Nr. 8.159, 8. Januar 1991; e dá outras providências“.

Dekret Nr. 7.724, 16. Mai 2012

„Geordnet durch Gesetz Nr. 12.527 vom 18. November 2011, das über den Zugang zu den vorab in Abschnitt XXXIII enthaltenen Informationen informiert. 5o, kein Inciso II zu § 3o zu Art. 37 e nein § 2o do art. 216 der Verfassung".

Portaria GM/MS Nr. 2.939 vom 20. Dezember 2012

„Genehmigt die Finanzierung des Nationalfonds von Saúde mit Mitteln von Saúde dos Estados, durch Piso Variável de Vigilância und Promoção daúde, um die Einführung des Sistema de Informação do Programa Nacional de Imunizações-SI-PNI und des Sistema de Informação zu fördern de Notificação Agravos (SINAN), ohne Angabe von Gründen. Diário Oficial da União, Poder Executivo, Brasília, DF, 21. Dez. 2012, Abschnitt 1, S. 762".

Dekret Nr. 7.845, 14. November 2012

„Regulamentamentos para cedenciamento de segurança and tratamento de informação Classificada em qualquer grau de sigilo, e dispõe on Núcleo de Securança e Credenciamento".

Beschluss Nr. 06 vom November 2013

„Aufgrund der Vorschriften für die Einführung neuer Anwendungen, Informationssysteme in der Wüste oder neuer Versionen von Systemen und Anwendungen gibt es bereits keine Verbindung zum Vereinigten Staatensystem (SUS) und sie werden von der Regierung der Vereinigten Staaten und den Sekretariaten genutzt Bundesdistrikt und Gemeinde Saúde".

Portaria Nr. 47, vom 3. Mai 2016

„Definieren Sie Ihre Einstellungen, um die Regelmäßigkeit der Stromversorgung des Agraval Notification Information System (SINAN), des Nascidos Lives Information System (SINASC) und des Mortalid Information System (SIM) zum Zwecke der Bügelwartung zu überwachen de Vigilância em Saúde (PFVS) und Piso Variável de Vigilância em Saúde (PVVS) do Bloco de Vigilância em Saúde".

Portaria Nr. 1.401, vom 7. Juni 2017

„Genehmigt den Wert von Bundesmitteln im Verhältnis zu den finanziellen Anreizen für die Umsetzung und Aufrechterhaltung von Vermögenswerten und öffentlichen strategischen Sicherheitsdiensten im Land, den Staatsfonds, Bezirken und Gemeinden Kanadas." (revogou a Portaria Nr. 2.424/2016)".

CIT-Resolution Nr. 8 vom 24. November 2016

„Über den Prozess der interföderativen Vereinbarung von Indikatoren für den Zeitraum 2017-2021 informiert, vorrangig in der nächsten Woche."

Portaria de Consolidação Nr. 1, 28. September 2017

„ Consolida als Normen gelten für unsere Direitos und Deveres Dos Usuarios von Saúde, einer Organisation und einem Betrieb von Sistema Único de Saúde. Diário Oficial da União, Poder Executivo, Brasília, DF, 03 aus. 2017, Seção Supplemento".

Portaria de Consolidação Nr. 2, 28. September 2017

„Consolida als Normen und nationale Gesundheitspolitik des Sistema Único de Saúde. Diário Oficial da União, Poder Executivo, Brasília, DF, 03 aus. 2017, Seção Supplemento".

Portaria de Consolidação Nr. 4, 28. September 2017

„Consolida als Normen prägen unsere Systeme und unseren Lebensunterhalt des Sistema Único de Saúde." Diário Oficial da União, Poder Executivo, Brasília, DF, 03 aus. 2017, Seção Supplemento".

Portaria de Consolidação Nr. 5, 28. September 2017

„Konsolidierung der Normen sowie der Leistungen und Dienste des Sistema Único de Saúde. Diário Oficial da União, Poder Executivo, Brasília, DF, 03 aus. 2017, Seção Supplemento".

Portaria de Consolidação Nr. 6, 28. September 2017

„Konsolidierung der Standards für die Finanzierung und Übertragung von Bundesmitteln für Vermögenswerte und Dienstleistungen des Sistema Único de Saúde. Diário Oficial da União, Poder Executivo, Brasília, DF, 03 aus. 2017, Seção Supplemento".

Portaria Nr. 1.520, vom 30. Mai 2018

„Alternative zu Anexos XCVIII und 2018. Diário Oficial da União, Poder Executivo, Brasília, DF, 6. Juni. 2018, Abschnitt 1, S. 47-53".

Lei Nr. 13.709, vom 14. August 2018

„Dispõe zum Schutz lokaler Kinder und Altera in Lei Nr. 12.965, vom 23. April 2014 (Marco Civil da Internet). Diário Oficial da União, Poder Executivo, Brasília, DF, vor 15. 2018, Nr. 157, Abschnitt 1, S. 59-64 Zoll.

Lei Nr. 13.787, vom 27. Dezember 2018

„ Verfügbar für die Digitalisierung und den Einsatz computergestützter Systeme zur Lagerung, Bewaffnung und Verwaltung der Patientenunterstützung."

Portaria Nr. 264, vom 17. Februar 2020

„ Änderung der Konsolidierungsstelle Nr. 4/GM/MS vom 28. September 2017, einschließlich einer Deskription der Finanzkrise, in der Liste der obligatorischen nationalen Benachrichtigungen für Straftaten, Straftaten und öffentliche Ereignisse im Zusammenhang mit öffentlichen Sicherheitsdiensten und." privados em todo o nationales Territorium".

Kapitel 2

Meldepflicht

Marcello Henrique Araujo Da Silva
Gabriel Labre do Nascimento

Eine Pflichtmeldung ist eine autorisierte Gesundheitsmitteilung, die von medizinischen, professionellen oder verantwortlichen Personen im öffentlichen oder privaten Gesundheitswesen vorgenommen wird, unabhängig davon, ob ein Verdacht oder eine Bestätigung einer Straftat, eines Verbrechens oder eines Gesundheitsereignisses vorliegt, ohne Anhänge, sofort oder semanisch .

Diese Fehler gibt es im Meldesystem nicht, sie sind jedoch nicht in der Literatur enthalten, da 1995 in Rio de Janeiro kein HIV-Infizierter geboren wurde und im Bundesstaat Rio de Janeiro keine Untermeldung bei Covid-19-Fällen erfolgte. Ungefähr 95 % der Meldungen von Covid-19-Fällen weisen den gleichen Fehler oder die gleiche falsche Kommunikation gegenüber denjenigen auf, die von den Verantwortlichen des Sekretariats des Bundesstaates Rio de Janeiro benachrichtigt wurden.

Vor langer Zeit wurden in Brasilien einige Benachrichtigungssysteme wie das Benachrichtigungssystem für die Gesundheitsfürsorge (NOTIVISA) und das Benachrichtigungssystem für die Luftfahrt (SINAN) implementiert. Eine Meldung über ein unerwünschtes Ereignis, das den Konsum eines Medikaments verursacht, muss von meio do SINAN erfolgen, die hauptsächlich durch Meldung und Untersuchung von Fällen und Agravos erfolgt, die in der nationalen Liste der Pflichtmeldungen enthalten sind, jedoch nicht ist optional. Bundesstaaten und Kommunen berücksichtigen weitere wichtige Gesundheitsprobleme in Ihrer Region.

Die NOTIVISA ist ein System zur Dokumentation der Meldung von unerwünschten Ereignissen, die von den Behörden des Nationalen Staatsrates (CNES) zugestellt werden müssen. Wir tragen die technische Verantwortung der Einheit und können Sie bei jeder Intercorrência in unserem Land benachrichtigen, aber wir Zögern Sie nicht, Sie zu kontaktieren.

Doch was ist die Meldepflicht?

„... eine Pflichtmitteilung durch zuständige Gesundheitsbehörden, durch medizinisches Fachpersonal oder durch Verantwortliche für öffentliche oder private Angelegenheiten erfolgt ist, unabhängig davon, ob ein Verdacht oder eine Bestätigung der Straftat, der Straftat oder des Krankheitsfalls vorliegt oder nicht, descritos no anexo, „Podendo Ser Immediata ou Semanal".

Sein effektiver Einsatz ermöglicht eine dynamische Diagnose im Falle einer Population. Es kann erforderlich sein, die notwendigen Erklärungen für die Meldung von Zwangsvorfällen bereitzustellen oder auf Risiken hinzuweisen, die sich daraus ergeben können, um die epidemiologische Realität zu ermitteln bestimmtes geografisches Gebiet.

Unser Systemeinsatz in dezentraler Form trägt zur Demokratisierung von Informationen bei, sodass alle professionellen Gesundheitsfachkräfte auf Informationen zugreifen und somit für die Kommunikation zur Verfügung stehen. Es handelt sich hierbei um ein für die Planungshilfe relevantes Instrument, legen Sie Interventionsprioritäten fest und lassen Sie es zu, dass Sie sich auf die Auswirkungen von Interventionen verlassen.

Um eine Agravo oder Doença in eine Liste obligatorischer Meldungen aufzunehmen, müssen einige Aspekte berücksichtigt werden, ein Beispiel für Merkmale, die für unsere Öffentlichkeit ein Risiko darstellen: Potenzial für Surto oder Epidemie; doença oder agravo de causa desconhecida; Alteração no padrão clínico-epidemiológico das conhecidas; Berücksichtigen Sie das Verbreitungspotenzial, das Ausmaß, die Schwere, die Schwere, die Transzendenz und die Verletzlichkeit der Bevölkerung.

Eine Liste der neuesten Benachrichtigungen, aktualisiert im Jahr 2022 von meinem GM/MS-Port Nr. 420, vom 2. März 2022 (Tabelle 1).

„Zur obligatorischen Benachrichtigung des Gesundheitsministeriums über alle Ergebnisse diagnostischer Tests zum Nachweis des Monkeypox-Virus verfügbar, die von öffentlichen, privaten, universitären und internationalen Labors durchgeführt werden. "

Tabelle 1 – Pflichtmeldungen mit dem vom Gesundheitsministerium festgelegten Registrierungscode.

NEIN.	Doença oder Agravo (Ordem alphabetica)	Benachrichtigungszeitraum			
		Sofort (nach 24 Stunden) für			Wöchentlich
		MS.	SEIN	SMS	-
1	hat. Säure bei Arbeiten mit Kontakt mit biologischem Material	-	-	-	X

	B. Säure arbeiten	-	-	X	-
2	Säure für tierisches Peçonhento	-	-	X	-
3	Tierische Säure, die möglicherweise in der Luft übertragen wird	-	-	X	-
4	Botulismus	X	X	X	-
5	Colera	X	X	X	-
6	Keuchhusten	-	X	X	-
7	COVID-19	X	X	X	-
8	hat. Denguefieber – Fälle	-	-	-	X
	B. Dengue-Fieber – Obitos	X	X	X	-
9	Differenzie	-	X	X	-
10	hat. Doença de Chagas Aguda	-	X	X	-
	B. Doença de Chagas Crônica	-	-	-	X
11	Doença de Creutzfeldt-Jakob (DCJ)	-	-	-	X
12	hat. Wie invasiv ist die Haemophilus-Influenza?	-	X	X	-
	B. Über Meningokokken und darüber hinaus Meningitis	-	X	X	-
13	Doenças mit Verdacht auf vorsätzliche Verbreitung: hat. Antraz pneumônico B. Tularämie vs. Variola	X	X	X	-
14	Arten neu auftretender/wiederkehrender hämorrhagischer Fieber: hat. Arenavirus B. Ebola vs. Marburg D. Lassa e. Febre purpúrica brasileira	X	X	X	-
15	hat. Kein Problem mit dem Zika-Virus	-	-	-	X
	B. Doença Aguda Pelo Virus Zika während der Schwangerschaft	-	X	X	-
	vs. Óbito wegen Verdacht auf den Ausbruch des Zika-Virus	X	X	X	
	D. Stauungssyndrom im Zusammenhang mit einer Zika-Virus-Infektion	-	-	-	X
16	Esquistossomose	-	-	-	X
17	Evento de Súde Pública (ESP), das sich als ameaça à saúde pública konstituierte (Definition Nr. Art. 2° desta portaria)	X	X	X	-
18	Schwerwiegende unerwünschte Ereignisse oder Obitos nach der Impfung	X	X	X	-
19	Febre Amarela	X	X	X	-
20	hat. Chikungunya Februar	-	-	-	X
	B. Chikungunya-Fieber in Gebieten während der Übertragung	X	X	X	-

	vs. Obito mit dem Verdacht auf Februar von Chikungunya	X	X	X	-
21	Februar des westlichen Nils und anderer für die öffentliche Gesundheit wichtiger Arboviren	X	X	X	-
22	Febre Maculosa und andere Riquetisiosen	X	X	X	-
23	Febre Tifide	-	X	X	-
24	Hanseniasis	-	-	-	X
25	Hantavirus	X	X	X	-
26	Hepatitis virais	-	-	-	X
27	HIV/AIDS – Infektion mit dem Humanen Immundefizienzvirus oder Adäquates Immundefizienzsyndrom	-	-	-	X
28	HIV-Infektion während der Schwangerschaft, Geburt oder Wochenbett und Risiko einer vertikalen Übertragung von HIV	-	-	-	X
29	Infektion mit dem humanen Immundefizienzvirus (HIV)	-	-	-	X
30	Human Cellular Virus Virus-Infektion (HTLV)	-	-	-	X
31	HTLV-Infektion während der Schwangerschaft, Geburt oder Wochenbett und Risiko einer vertikalen Übertragung von HTLV	-	-	-	X
32	Die menschliche Influenza produzierte einen Por-novo-Virussubtyp	X	X	X	-
33	Exogene Vergiftung (durch chemische Substanzen, darunter agrotoxische Substanzen, giftige Gase und Schwermetalle)	-	-	-	X
34	Leishmaniose Tegumentar Americana	-	-	-	X
35	Viszerale Leishmaniose	-	-	-	X
36	Leptospirose	-	-	X	-
37	hat. Malaria im Amazonasgebiet	-	-	-	X
	B. Malaria im Extra-Amazonas-Gebiet	X	X	X	-
38	Affenpocken (Variola dos macacos)	X	X	X	-
39	Obito: a. Infantil geb. Materno	-	-	-	X
40	Poliomyelitis durch Poliovirus-Selvagem	X	X	X	-
41	Pest	X	X	X	-
42	Raiva humana	X	X	X	-
43	Rubeola-Congenita-Syndrom	X	X	X	-
44	Exantemáticas: a. Sarampo geb. Rubeola	X	X	X	-
45	Sifilis: hat. Adquirida B. Congênita	-	-	-	X

	vs. Sie sind schwanger				
48	Flácida-Aguda-Paralis-Syndrom	X	X	X	-
49	Síndrome Inflammatoria Multissistemica em Adultos (SIM-A) im Zusammenhang mit Covid-19	X	X	X	-
50	Síndrome Inflammatória Multissitêmica Pediatrica (SIM-P) im Zusammenhang mit Covid-19	X	X	X	-
51	Schweres respiratorisches Syndrom (SRAG) im Zusammenhang mit Coronavirus hat. SARSCoV B. MERS-CoV vs. SARS-CoV-2	X	X	X	-
52	Gripal-Syndrom im Verdacht auf Covid-19	X	X	X	-
53	Tetano: hat. Säurehaltig B. Neugeborene	-	-	X	-
54	Schwangerschafts- und angeborene Toxoplasmose	-	-	-	X
55	Tuberkulose	-	-	-	X
56	Varizellen – schwerer Fall internado oder óbito	-	X	X	-
57	hat. Häusliche Gewalt und/oder Gewalt außerhalb der Familie	-	-	-	X
	B. Sexuelle Gewalt und Selbstmordversuche	-	-	X	-

Kapitel 3

O Sistema de Agravos de Notificação (SINAN)

Marcello Henrique Araujo Da Silva
Victor Gomes Masciel

Das Meldeinformationssystem (Sinan) wurde nicht in den 90er Jahren eingeführt, sondern 1993 eingeführt und 1998 vollständig reguliert. Das Systemobjekt wurde für alle Meldungen auf nationalem Gebiet erfasst und verarbeitet und liefert Informationen für eine Analyse des Morbiditätsprofils Beitrag seiner Form zur Entscheidung unserer kommunalen, Landes- und Bundesebene.

O Sinan, die Hauptgrundlage für den Betrieb des epidemiologischen Überwachungssystems für übertragbare Krankheiten, glaube ich an die Dimensionierung eines bestimmten Ziels, erkenne Surtos und Epidemien und erarbeite epidemiologische Hypothesen, um Tests in spezifischen epidemiologischen Studien durchzuführen, die wichtig sind Instrument für die Segelebene.

Es kann jedoch eine Besonderheit geben, die von den aktuellen Gesundheitsinformationssystemen (SIS) abweicht: Eine ernsthafte Meldung muss zurückgesendet werden oder ist nur kurzzeitig möglich, abhängig von einem dynamischen Prozess, variabler Funktion des epidemiologischen Profils, Kontroll- und Managementanweisungen von wissenschaftlichen und technologisches Wissen. Kritik an der Qualität unserer Kinder wird bei der Analyse des Qualitätsverhältnisses erkannt, die auf unseren verschiedenen Ebenen, anders als jetzt im SIS, durchgeführt wird und die Kritik im Vorfeld unseres Wunsches prüft, die Regierungsebene zu erreichen.

Bei den neuesten Warnungen lässt die Art der Benachrichtigungen jedoch nicht zu, dass das System potenzielle Qualitätsprobleme für Ihre Kinder darstellt. Die Faktoren, die zu dieser Geschichte beitragen, beziehen sich auf Fälle von beruflich verantwortlichen Kindern, die das Wissen epidemiologischer und klinischer Kinder provozieren, das ausdrucksstarke Ausmaß der Lager in der Zukunft sowie die Möglichkeit von Rückmeldungen aus dem System, einschließlich der Umverteilung von Sekundärfälle. Lokaler Wohnsitz der Patienten.

Es werden Informationssysteme eingerichtet und es wird darauf vertraut, dass sie für die Qualitätsüberwachung und die Abdeckung von Sicherheitsdiensten von wesentlicher Bedeutung sind. Die Qualität eines SIS hängt direkt von der Qualität der Kinder ab, Eigenschaften, die beeinträchtigt werden können, wenn die Formulierungen nicht ausreichend vorab erhalten werden oder es an ihrer Produktion und Verwaltung mangelt.

Zu den Dimensionen der Qualität eines SIS gehören Zugänglichkeit, klare Methodik, Zuverlässigkeit, Vollständigkeit, Vertrauen, Konsistenz, keine Duplizierung, Chancen und Validierung. Duplizität, Cobertura, Vollständigkeit und Vertrauen sind die Attribute, die sich auf die Richtigkeit der Informationen beziehen. Insbesondere bei wiederholten Aufzeichnungen (Namen, z. B. Duplikate) stellt die Nichteinhaltung ein Hindernis für die Qualität der Benachrichtigung dar, was zu überschätzten Vorfall- und Unfallraten führen kann. Eine unabhängige Nachbildung von Datensätzen (Duplikat) in einem SIS wird anerkannt, wenn die Person nicht benachrichtigt wird, aber wenn sie vereinheitlicht oder auf andere Weise erstellt wird, zum letzten Mal, wenn sie beschädigt wird – im Falle eines schwerwiegenden Schadens –, kein Zeitraum zwischen dem ersten Anzeichen und die Einleitung der Sünden/Sintome, grundlegende diagnostische Leistungen sind etabliert, oder wenn Sie nicht zögern, diese zu melden, Sie aber während Ihrer Behandlung keine gesundheitlichen Probleme haben – im Falle eines chronischen Versagens.

Auch wenn sich unsere wiederholten Aufzeichnungen mit der Qualität eines Informationssystems in unserem Land befassen, erfordert dies auch die gebührende Beachtung der nationalen und internationalen Literatur, offensichtlich besteht eine Lücke in der Qualität dieser Systeme. Ziel dieser Studie ist es, einen Teil der wiederholten Aufzeichnungen im Sistema de Informação de Agravos de Notificação – Sinan – Brasilien, 2008 und 2009 zu ermitteln.

Das Konzept von Sinan basiert auf der Entwicklung von Falldefinitionskonzepten, der Übertragung von Kindern aus der hierarchischen Organisation von Regierungen und der Notwendigkeit einer epidemiologischen Analyse und der Möglichkeit der Verbreitung durch das Sistema Nacional de Vigilância Epidemiológica Sistema Único de Saúde (SUS). Darüber hinaus wird das verwendete System als Hauptinformationsquelle verwendet, um den natürlichen Verlauf einer Erkrankung oder eines solchen zu untersuchen und deren Ausmaß als Krankheitsproblem in der Bevölkerung abzuschätzen, Krankheiten oder Epidemien zu erkennen oder epidemiologische Erkrankungen zu entwickeln to serem testadas em spezifische Essays.

Die Implementierung der Sinan-DOS-Anwendung begann 1993, ihr gingen Pilotversuche in Santa Catarina und Pernambuco voraus. Unsere aus diesen Tests abgeleiteten Ergebnisse und Beobachtungen sind nicht für alle Benutzer verfügbar oder in offiziellen Dokumenten registriert. Es wurde schrittweise umgesetzt, mit der Tugend des freiwilligen Charakters der Staats- und Gemeindesekretäre von Saúde, wobei ein unregelmäßiges Padrão abgegrenzt wurde, ohne dass wir die formelmäßigen Padronizados para os agravos de notificação compulsória, quo na operação do programa informatizado, verwenden würden von Sinan-DOS und analysiert die gesammelten Daten. Bitte beachten Sie, dass ein zufälliger Hinweis auf das Fehlen behördlicher Vorschriften des Gesundheitsministeriums spezifische Standards für die Einrichtung und Aufrechterhaltung eines Informationssystems definiert, das von Staaten und Kommunen für die Benachrichtigung im Falle einer nationalen Meldepflicht verwendet wird. Im Jahr 1998 wurde der Sinan-Glaube durch meine ministerielle Verwaltung reguliert, 2 Tornando Obrigatória regulärer Ernährung auf der Basis von zwei nationalen Gemeinden, Stadien und Distrito Federal, entworfen für die Fundação Nacional de Saúde (Funasa), bis zum Ende des Centro Nacional de Epidemiologia (Cenepi) – derzeit Secretaria de Vigilância em Saúde, do Ministério da Saúde – als nationale Verwaltung des Systems.

Eine Bundesstandardgenehmigung oder die Nutzung spezifischer Informationssysteme für einige dieser Ressourcen, die von der Verfügbarkeit von Ressourcen internationaler oder nichtstaatlicher Organisationen abhängig sind, unterliegen bestimmten technischen Spezifikationen, die für die Erstellung dieser Meldungen zur Analyse der Epidemiologie gelten . Daher bleiben die Auswirkungen der auf die Daten gespeicherten Informationen begrenzt, und zwar auf deren große Fläche, auf den geografischen Standort oder auf die hierarchische Ebene, auf der diese Informationen bei Verlust intakt bleiben, was die Darstellung und das Vertrauen Ihrer Kinder beeinträchtigt.

Die Anwendung ist ursprünglich darauf ausgelegt, von den Instrumenten und Zugangscodes auf nationaler Ebene, wie durch Ihre konformen Benachrichtigungen mit Ihren jeweiligen Benachrichtigungsdateien und Untersuchungen informiert, bewaffnet zu sein und die Erlaubnis an die in den Benachrichtigungen enthaltenen Entitäten von outros agravos zu senden. adequando oder System mit einem epidemiologischen Profil verschiedener Populationen. Entranto, Ao Longo Dos Anos, Foram Included No Sinan Fichas of Investigações Para Agravos Não Constants Da Lista de notificação Compulsória nacional, Sem that Fossem estabelecidos criterios paras inclusive (back e) Infolgedessen gibt es Systembetriebsprobleme.

Im Jahr 1997 befasste sich das Forum mit verschiedenen Problemen, die mit Sinan in Zusammenhang standen, und zwar mit der Begründung, dass es sich um ein primäres Ziel des Systems und daraus resultierendes globales Desaster handelte; Zusammenwirken von Informationsflüssen (und Logiken) unterschiedlicher Art – nicht übertragene Daten und keine Übertragungen und nicht übertragene Daten und keine Übertragungen –; Verwaltung mehrerer Systeme, oder noch mehr, jeder technische Bereich (oder jedes Programm) ist für alle Sinan-Pakete verantwortlich; Einschränkungen von Computerprogrammen; ausência de padronização de tabelas; Wir haben keine der vornummerierten Benachrichtigungsdateien hinsichtlich der Konsistenz und Validierung der Dateien verwendet.

Je nach Lage, eine Grundverfassung, aufgrund der Veröffentlichung des Leistungspakets, 4 eine Kommission zur Entwicklung und Überprüfung der neuen Version von Sinan, mit der mangelnden Angemessenheit des bestehenden Systems auf Wunsch der Nutzer, sowie Vor uns liegt die Entwicklung eines neuen Systems, um die Fähigkeit zur Durchführung von Wachsamkeits- und Situationsanalysemaßnahmen zu erhöhen, die sehr schwer zu steuern sind.

Um den Vorschlag weiterzuentwickeln, beteiligen Sie sich an der Inbetriebnahme der im System verwendeten technischen Bereiche auf nationaler Ebene und der Informationstechnologieabteilung von SUS (Datasus). Am Anfang stand das Sinan-Windows-Projekt, das am Cenepi/Funasa eo Datasus beteiligt war. O Cenepi ist verantwortlich für die Ausarbeitung des Designs des Systems aus einer Perspektive der epidemiologischen Überwachung, oder seja, padronização de conceitos, Definition von Flowo, Instrumenten und relatórios gerenciais; Laut Datasus wurde ein Computerprogramm ausgearbeitet, das den verschiedenen Herausforderungen der Sinan-Komplexität gerecht wird.

Die Entwicklungs- und Entwicklungskommission berücksichtigte die Subventionen von Technikern, die in der epidemiologischen Überwachung auf dem neuesten Stand und in der Gemeinde tätig waren, als hochqualifizierte wissenschaftliche Mitarbeiter aus dem südlichen öffentlichen Raum Prozess der Ausarbeitung des

Vorschlags. Im September 1998 wurde eine spezielle Gruppe für die Diskussion des Themas „Oficina de Trabalho de Reformulação do Sinan" gegründet. Die letzte Beziehung des nördlichen Büros oder eine Reihe von Konzepten, eine Definition des Ablaufs und eine Konzeption von Formeln für Informationssammlungen de einer Diagnose der Situation von Sinan-DOS ist nicht öffentlich.

Eine Konstruktion von Formeln für Preenchimento auf der Grundlage epidemiologischer Untersuchungsdaten basierend auf der Sinan-DOS-Meldung basiert nicht auf vordefinierten Kriterien. Es wurden keine Richtlinien für die Auswahl der verschiedenen Arten festgelegt, darunter auch unsere Instrumente, die für eine Entscheidung über die Medialität bis hin zur Ausführung erforderlich sind, wie z. B. für eine epidemiologische Konstruktion der Bevölkerung. Hierbei handelt es sich um einen ausdrucksstarken Band mit Lagern zu den grundlegenden Ermittlungsakten, der viele der Lager und ihre jeweiligen Variationen auf der Grundlage von Sinan-DOS-Akten abdeckt.

Trotz des Mangels an qualitativen und quantitativen Studien, die von Sinan-DOS unterstützt werden, ist es möglich, auf einige Faktoren hinzuweisen, die in den seriösen Ermittlungsakten möglicherweise variabel sind:

a) Einschließlich Campos Para Coleta de Dados.

b) aus einem Laborinformatiksystem, das die betreffenden Personen zur Bestätigung oder zum Ausscheiden aus dem Fall benachrichtigen muss, mit der Unterstützung der Aufbewahrungspflicht und der Überlebensfähigkeit der Unternehmen;

c) Unterstützung bei der Behandlung von Patienten mit Tuberkulose oder Hansenitis, einschließlich Sinan-DOS-Modul;

d) fehlende Integration in Informationssysteme zur Unterstützung entbehrlicher medizinischer Versorgung. Diese Anfrage ist darauf zurückzuführen, dass Sinan-DOS für die Beantwortung verschiedener Informationsanfragen verantwortlich ist, die über den ursprünglichen Vorschlag hinausgehen, das System überlasten und folglich seine Effizienz verringern.

Ein umfassendes Pelo-System von Novos Agravos Transmissíveis e Não-Transmissíveis, AGUDOS E CRONS, Não Exigia o Cumprimento de requisitos, mainmemment no that tand to Obrigatioriedade de notificação (notificação compulsória) nacional, periodicidade o. ä. Die einfache Angabe fehlender konkreter Angaben garantiert nicht, dass diese Fälle gemeldet werden, sondern auch, dass diese Fälle von vertrauenswürdiger Qualität sind. Aus diesem Grund haben wir uns 1998 erneut mit einer Expertengruppe zusammengetan, um unsere Kriterien festzulegen, nach denen Nortеariam die Liste der Agravos überarbeitet hat, um die Liste der Brasileira de Doenças de Notificação Compulsória (Capítulo anterior) zu bilden.

Wo Kommunikation zwischen unseren Sinan-DOS-Nutzern stattfindet, wird man feststellen, dass die Qualität der beteiligten Kinder, sei es in großer oder kleinerer Hinsicht, nicht den Mindestanforderungen an Vertrauen genügt. Zwischen den festgestellten Problemen und denen wir hinsichtlich der Qualität der Kinder Kompromisse eingehen können, können wir Folgendes erwähnen:

a) Doppelte Anmeldungen

Da wir existieren, ohne Sinan-DOS, aus der Routine der Duplikat-Suche, wird dieses Verfahren nicht wirklich mit einer gewissen Häufigkeit von Systembenutzern ausgeführt, unsere verschiedenen Neuinformatiker provozieren einen Effekt der „Neuzeit" über die steigende Zahl für höhere Ebenen wünschenswert. Bitte beachten Sie, dass es einige technische Richtlinien für den Betrieb des Systems im Falle von Benachrichtigungssituationen durch eine Gemeinde gibt, wenn in anderen Gemeinden eine Untersuchung durchgeführt und bestätigt wurde, dass ich meinen Fall gemeldet habe. Diese Situation im Zusammenhang mit Corriqueira kann auf Unstimmigkeiten zurückzuführen sein, die in den gemeldeten Fällen nicht konsolidiert wurden, sofern die Gemeinden dies als „seu" oder „mesmo caso" betrachten.

Zwischen Patienten, die beispielsweise an Tuberkulose oder Hanseniasis erkrankt sind, gibt es eine Definition von Normen für den Umgang mit Patienten, die behindert sind, aber kein System haben – sie kehren nicht nach Abbruch der Behandlung, Rückfall oder Übertragung der Gesundheitseinheit zurück –, sondern seitdem Es gibt keine Informationsaufzeichnungen über den Betrieb dieser Register, es gibt eine erhebliche Menge an Registern, die als Duplikate aufgeführt sind. Diese Register werden als Duplo-Register in Form von Unterschieden in Duplikationen definiert (paciente notificado mais de uma vez, pela mesma unidade de saúde, ao longo do mesmo tratamento).

Eine Definition und Ausarbeitung von Aufzeichnungen, die an mehrere Registrierungsstellen gesendet werden, die Patientenübertragungen innerhalb von 24 Stunden, in Versionen, aber unter Sinan-DOS, nicht notwendigerweise, ohne Reduzierung der Anzahl dieser Dateien im System, ermöglichen. Wenn es um

Vertrautheitsanforderungen mit den spezifischen Designs von Tuberkulose-Bekämpfungsprogrammen und Hanseníase geht, die eine Kombination aus Programmtechnologien und Informationsmanagement umfassen, ist sowohl ein geringer Automatisierungsgrad als auch die Ausführung der Maßnahmen erforderlich. Es handelt sich um eine illustrierte Situation, die von den Tauchsystemen zur Information über bestimmte Bereiche der Technik beobachtet wird, mit Antwort darauf und Informationen, die dies sind. Für Sinan-DOS gibt es eine unbestimmte Definition der Attribute jedes Bereichs und der Durchführung begrenzter Aktionen, die in der Lage sind, die Inkonsistenz der Fahrzeugbasen zu validieren und zu korrigieren.

b) Padronisierung

Bitte beachten Sie, dass die Tablas des Computersystems geschützt sind, wenn Sie Situationen wie eine dieser einheitlichen Datendateien haben, die mit unterschiedlichen Codes aufgelistet sind; oder Gemeinden sind Kataster mit unterschiedlichen Codes, die von der Fundação Brasileiro de Geografia e Estatística (IBGE) definiert werden. Darüber hinaus gibt es ein Problem mit der unterschiedlichen Identifizierung der Benachrichtigungs- und Behandlungsschrift, der Betriebscodes, der Grausamkeit und Rassenzugehörigkeit sowie der Heterogenität der in den verschiedenen Bereichen der Datei verwendeten Kategorien und Definition der Bestätigungskriterien ão In diesem Fall bedeutet es einen Verlust der Vergleichbarkeit zwischen den verschiedenen Subsistenzelementen. Gleichzeitig ist es möglich, die Interoperabilität zwischen Sinan-DOS und unseren bestehenden Informationssystemen, die für Saúde von Interesse sind, einzuschränken.

c) Kritikpunkte an der Konsistenz

Wenn keine Datenquellen vorhanden sind, die es ermöglichen, die Validierung von Kindern zwischen den wesentlichen Feldern verschiedener Felder zu überprüfen, erfolgt die automatische Voraberkennung bestimmter Felder derjenigen, die bedingte Bestimmungen erwarten, oder die den Digitalisierer zu keinem Zeitpunkt benachrichtigt, wenn das Kind eintritt Es ist schwierig, die Inkonsistenz ências na Grundlagen von Kindern und Kompromissen zu erkennen, daher wie epidemiologisch analysiert.

d) Technische Kapazität für professionelle epidemiologische Überwachung

Die Möglichkeit einer kritischen Validierung der Qualität und der Probleme der Sinan-DOS-Kinderdatenbank wird durch die technische Kapazitätspolitik der

Gesundheitsfachkräfte auf verschiedenen Managementebenen für die Verwaltung und Analyse epidemiologischer Ursprünge beeinträchtigt da Saúde. Acrescente-se ist daher eine Undefinition der Attribute der technischen Bereiche und einer Reihe von überflüssigen Fachkräften, die für die Beseitigung aller Aktivitäten im Zusammenhang mit der Überwachung und Verwaltung der Kontrollprogramme der Agravos sowie der Folgen einer Einschränkung dieser zur Verfügung stehen Einhaltung der beabsichtigten Maßnahmen, z. B. Grundierung der Qualität der Wachsamkeitsinformation. Es ist schwierig, in ein Informationssystem einzugreifen, wenn dies beispielsweise nicht bekannt ist , da es häufig zu Vorinformationsfehlern kommt oder solche, die die Meldung/Untersuchung von Fällen oder die Suche nach Informationen für eine unmittelbar übergeordnete Ebene erschweren.

Darüber hinaus handelt es sich dabei um die Wartung eines computergestützten Informationssystems, das eine regelmäßige Berichterstattung erfordert, um erkannte Fehler (oder etwaige Bugs) zu korrigieren oder Felder zu ändern/einzuschließen, die eine Änderung der Falldefinition erfordern. Da es in der Zwischenzeit nur wenige Programmierfehler gibt, muss man sich darüber im Klaren sein, dass wir die Verwendung unserer verschiedenen Systemverwaltungsebenen testen, garantiert in der Form, angepasst an die Verbreitung der neuen Versionen. Ein Hinweis auf die Praxis, sich auf einige der Verse von Sinan-DOS zu beziehen, ist bekanntermaßen in bestimmten Fällen ein Kompromiss auf der Grundlage bestehender Dados oder Probleme, die keine neuen Fälle umfassen, oder von Misstrauen und der Annahme von Gebrauch in Bezug auf diese neuen Verse.

Probleme bei der Verbreitung neuer Versionen zwischen Sinan-DOS-Benutzern sind in Situationen aufgetreten, in denen die Informationssysteme in Betrieb sind und gleichzeitig die Versionen veraltet sind, da es unmöglich ist, die Daten zur Aktualisierung der nationalen Datenbank zu erhalten . Ich habe jedoch gesagt, dass in jeder neuen Version die in der vorherigen Version festgestellten Probleme endgültig behoben wurden, während die Gemeinde später eine deaktivierte Version nutzte, die erkannten Probleme bis zur Korrektur, die Banküberweisungen und die daraus resultierenden Fehler oder Mängel behoben wurden.

Eine Fallidentifizierung auf unserem Computersystem Sinan-DOS erfolgt über die Benachrichtigungsnummer und die Benachrichtigungsnummer. Wenn das Grubensystem implantiert ist, verwenden wir eine vornummerierte

Benachrichtigungskarte und müssen mit derselben Benachrichtigungsnummer und der neuesten Benachrichtigungskarte digitalisiert werden, obwohl es separate Computer gibt, auf denen die Benachrichtigungsdateien und Geräte aufgeführt sind, die keine entsprechenden Ermittlungsakten enthalten Benachrichtigungsdatei, Após oder Erhalt von Kindern auf keiner höheren Ebene sofort.

Da die Übertragungen der Arquivos unmittelbar höher sind, werden sie von den getrennten Arquivos durchgeführt, oder sie erfordern eine Kontrolle, aber die Arquivos sind aufgrund ihrer Rotation gerados, seja na nomeação oder na compactação e envio dos arquivos. Um sicherzustellen, dass Sie Sinan-DOS-Daten erhalten, ist es notwendig, die Danificados-Datensätze zu erkennen und auszuschließen, die vor der Ausführung der Übertragung erstellt werden. Dieses Verfahren erfordert die Fähigkeit , untergeordnete Bankverwaltungsanwendungen zu verwenden , bei denen Fachleute für die Verwaltung von Informationssystemen verantwortlich sind.

Havia oder Risiko einer Trennung zwischen zwei Dados-Basen, aber es ist nicht möglich, das registrierte Havia Sido Exclude zu speichern, und es ist bereits Havia Sido Transferido zuvor. Darüber hinaus ist es möglich, dass eine höhere Ebene die Übertragungsstapel sofort erhält, ohne dass Sie Kritik an der fortlaufenden Nummer des zuvor empfangenen Stapels haben. Sinan-DOS verfügt über keine Übertragungsinformationen, die es Ihnen ermöglichen, die Anzahl der von Ihnen angeforderten Fälle abzugleichen und diese auf jeder Hierarchieebene zu empfangen.

Wenn die in Sinan-DOS verwendete Programmiersprache veraltet ist, ist sie auf die Aufnahme oder Angemessenheit von Programmen beschränkt, die von einigen Benutzern verwendet werden können. Beispiele für Probleme, die durch diese Einschränkung bei der Übermittlung von Konferenzberichten und der Auflistung doppelter Fälle entstehen. Mit Sinan-DOS können Sie diese Berichte ausdrucken, sodass Sie sie in einem kompatiblen Format zur Verwendung mit anderen Anwendungen speichern können.

Machen Sie Sinan-DOS für Sinan-Windows

Teil einer Diagnose der Situation von Sinan-DOS und berücksichtigt die Schritte, die zum Freischalten der Pilotversion von Sinan-Windows unternommen werden müssen, und leitet die Neuformulierungsarbeiten von Sinan ein, die als Teil der beteiligten Prozesse durchgeführt werden müssen In einem Informationssystem hat die

Umgestaltung und Padronisierung von Sammlungsinstrumenten für Kinder ihre Padronizadas definiert und wurde in die Anwendung aufgenommen. Um die Zentralisierung von Sinan voranzutreiben, ist zu bedenken, dass eine Bildung multiplikatorischer Agenten, die den Prozess zur Unterstützung der technischen Unterstützung unserer neuen Kommunen, Regionen und Bundesstaaten sowie die Kapazität von Anwendern beschleunigen, eine Struktur für das System bilden, in der Daten verwendet werden, oder professionelle Experten für epidemiologische Überwachung.

Dieses Material berücksichtigt einen Arbeitsplan und eine regelmäßige Übungsroutine als Teilzeitschrift, Kritik und Beziehungsmanagement und empfiehlt es uns, das System in unseren verschiedenen Neujahren zu verwalten. Erarbeiten Sie für Ihren Sinan ein Protokoll mit spezifischen ministeriellen Anträgen und berücksichtigen Sie dabei die Notwendigkeit, die betrieblichen Aspekte des Informationssystems für die Vigilância von agravos de notificação compulsória zu regeln.

Hier werden wir einige Fragen im Zusammenhang mit dem Sinan-Windows-Umstrukturierungsprozess detailliert beschreiben. Dies sind Ihre innovativen Aspekte, die auch an der Qualität und dem Ausfall eines Informationssystems in Ihrem Computersystem beteiligt sind.

- Coleta-Instrumente

Als Benachrichtigungs- und Untersuchungsunterlagen für Änderungen, die Rasse/Korrespondenz, SUS-Kartennummer, Ausbildung (em anos de estudo), Beschäftigung und Wirtschaftstätigkeit umfassen, gelten die Empfehlungen der Rede Interagencial para a Saúde (Ripsa) zur Kompatibilität von Informationssystemen mit nationale Datenbank, konform mit den ministeriellen Hafenvorschriften.9

Eine Durchsicht der Fallermittlungsakten ist auf die folgenden Dokumente beschränkt, die in der Liste der nationalen Meldepflichtberichte4 aufgeführt sind und zu denen die Mencionados auf den Landesmeldepflichtlisten im Amtsblatt des Bundesverbandes veröffentlicht sind; Wir haben auch die Kommission für die Entwicklung von Sinan genehmigt, die das nationale Interesse verfolgt und in letzter Zeit keine zwingende Benachrichtigung vornimmt.

Da die Untersuchungsunterlagen aus den Gesprächen mit unseren technischen Abteilungen des Cenepi und des Ministeriums von Saúde stammen, die für die

Überwachung der zwingenden nationalen Meldepflichten zuständig sind, werden sie anschließend zur Genehmigung und Validierung von Änderungen an die Staatssekretariate von Saúde weitergeleitet. Unsere Fallermittlungsakten werden von unseren folgenden Gruppen bereitgestellt: antecedents epidemiológicos; dados clínicos; Aufmerksamkeit; Labordaten; Behandlung; und Fazit.

Die Kriterien werden für die Dauerhaftigkeit oder Einbeziehung/Ausschluss von Fällen in die grundlegende Fallermittlungsakte festgelegt – sie werden durch den Fall definiert und bestätigt und enthalten Indikatoren, die für die Überwachung unserer verschiedenen Ebenen relevant sind. Der Erfolg dieser Glaubensinitiative ist durch zwei Razzien begrenzt: von einem Jahr zum anderen, oder das Schicksal von Algumas endete mit dem Plan der Ausrottung oder Beseitigung, oder es war eine große Anzahl von Dozenten; Darüber hinaus betonen wir in einigen technischen Bereichen, dass alle vorhandenen Variationen von großer Bedeutung sind, auch wenn es nicht möglich ist, sie zu definieren. Auf der Grundlage dieser technischen Spezifikationen können die Informationen aus diesen Variationen abgeleitet werden.

Da verschiedene relevante Informationen für jedes einzelne Thema – kommunale, regionale und föderale – wichtig sind, ist es wichtig, eine kompatible Informationsproduktion zu organisieren, je nach Bedarf verschiedener Verwaltungsebenen und der Verwaltung epidemiologischer Informationssysteme . Abhängig von den Datentechnologien, die die Sinan-Windows-Anwendung unterscheidet, dem Zeitpunkt der Datenübertragung und den zweiten vordefinierten Kriterien, da diese unterschiedlich sind, möchten wir das Niveau mit Sicherheit sofort höher setzen. Wir empfehlen jedoch, die Rotina nicht in irgendeiner Anwendung zu implementieren, es ist jedoch wichtig, dass das Volumen der nationalen oder nationalen Basis nicht abgedeckt wird.

Da neue Benachrichtigungs- und Untersuchungsdateien kein Windows-basiertes Format enthalten, sind im Adobe Acrobat Reader®-Format kompatible Dateien mit anderer Software verfügbar, was die Verbreitung erleichtert, solange sie beeindruckende Grafiken und Maßstäbe sowie eine wöchentliche Fotonutzung aufweist.

- Meldung weiterer Epidemien

Im Epidemie-Benachrichtigungsmodul ist Sinan-Windows enthalten, ein fortschrittliches Design der traditionellen epidemiologischen

Überwachungsinformationssysteme in Brasilien, da es häufig für erweiterte Benachrichtigungen verwendet wird und es ermöglicht, dass selbst quadros klinische Diagnosen oder bestätigte Diagnosen sofort kommuniziert werden können. Notificação sindrômica. Betrachten Sie dies als eine Passivität der Mitteilung von Surtoto No Sinan: a) Wenn Sie in zwei Fällen unbenutzt bleiben, senden Sie ggf. Ihre Benachrichtigung über die Unterbrechung des Krankenhausaufenthalts und Ihre Kategorien – akuter Diabetes, akutes hämorrhagisches Krankheitssyndrom , respiratorische Aguda, neurológische Aguda, Niereninsuffizienz-Aguda und andere Syndrome; b) aggregierte Fälle, die eine epidemische Situation darstellen, von Dingen, die nicht in der Liste der Pflichtmeldungen aufgeführt sind; c) in den Fällen, die durch die im LDNC erscheinenden Elemente aggregiert werden, wenn die Menge der Meldungen durch die Aufzeichnungen der einzelnen Aufzeichnungen der Fälle ein Komprometer oder fehlendes Informationssystem besitzt.

Bitte beachten Sie, dass die Benachrichtigung über zusätzliche Gebühren, die das LDNC vorsieht, zwischen den höchsten Regierungsebenen vereinbart werden muss, sowohl für die Einleitung der aggregierten Benachrichtigung von Fällen aus beliebigem Grund. Weniger als 10 % der Fälle, in denen das LDNC auf keinen Fall mithilfe des Einzelmeldemoduls untersucht und registriert werden muss, werden für die einzeln gemeldeten Fälle immer biologisch erfasst und verarbeitet.

- Kritikpunkte an der Konsistenz

Als Informationen für die Überprüfung und Verwaltung der jeweiligen Beziehungen in Sinan-Windows werden für einige dieser spezifischen Themen die technischen Details der Koordinierung für Epidemiologie des Ministeriums und des Sekretariats des Gesundheitsministeriums definiert. Das Ziel besteht zunächst darin, die Anzahl der in der Meldung und Bestätigung von Fällen vorhandenen Inkonsistenzen zu reduzieren, beispielsweise bei früheren Meldungsdaten oder Erstdiagnosedaten. Foram elaborados, für jede spezifische, Formulierung von Kindern, die darauf abzielt, die Variationen der Bank der Kinder von Sinan-Windows aufzulisten, um die Benutzer des Systems über die Merkmale der Variationen zu informieren – Name, Umfang, Typ (Zeichen, Zahl oder Daten).), Rotina/Kritik der konsistenten Beziehung –, erleichtert oder verwendet, basierend auf den in der Statistik enthaltenen Daten, vermittelt die Nutzung anderer öffentlicher Dominanzanwendungen oder nicht.

- Analyse der Daten und Beziehungen zu Saida

Wir beabsichtigen nicht, die Rekursionen zur Analyse von Sinans Daten zu erweitern, die Tabwin-Anwendung einzubeziehen, das Computerprogramm mit Datasus, das eine schnelle Tabellierung zweier verschiedener Systemtypen und die Darstellung der Ergebnisse in Grafiken und Karten ermöglicht. Bitte beachten Sie, dass es einige Benutzerrezensionen gibt, es eine Strategie gibt, es Schwierigkeiten bei der Verwaltung von Tabulações gibt und die Verwendung der Anwendung eine spezielle Schulung erfordert. Der anfängliche Aufwand wird jedoch durch die Erweiterung der für die Analyse verfügbaren Rekursionen und die Überverfügbarkeit einiger Erwartungen an ein Analysemodul kompensiert, das ohne sie nicht verwendet werden kann. Enthalten sind einige der Tabellen zu den einzelnen Stichproben für spezielle Maschinen, die als Alternative zu den Einschränkungen von Tabwin und darüber hinaus als Versuch dienen, auf die spezifischen Anforderungen der technischen Behörden einzugehen. Zu den geforderten technischen Spezifikationen gehören die Einbeziehung vordefinierter Daten für die tabellarische Verwaltung, die zeitliche und geografische Berichterstattung sowie die Unterscheidung zwischen gemeldeten und ansässigen Fällen, wodurch eine allgemeine Genehmigung von Sicherheitsüberwachungsprogrammen ermöglicht wird.

- Grundlegende Migration von Kindern

Als Teil des Vorbereitungsprozesses für Sinan-DOS-Datenbanken für die Migration auf Sinan-Windows erstellen wir Migrationswörterbuchanweisungen zur Verwendung mit Merkmalen unterschiedlicher Migrationen. Einige technische Bereiche des Gesundheitsministeriums haben Epi-Info 6.04c (ausgeführte Dateien, .pgm) freigegeben, die als Hauptkritiker angesehen werden mussten, um keinen Moment der Migration zu erreichen. In der Zwischenzeit wird die Anwendung, aber eine große Anzahl Ihrer Anträge durch das mangelnde Verständnis von Epi-Info durch verschiedene Koordinaten und Bereiche epidemiologischer Überwachungstechniken der Staats- und Gemeindesekretäre von Saúde beeinträchtigt.

Bei Revisionsdateien und inkonsistenten Datensatzkorrekturen beachten Sie bitte, dass keine Zeit für die Migration von Ihrer Sinan-DOS-Datenbank auf Sinan-Windows bleibt. Es werden keine Inkonsistenzen festgestellt, da es sich um verschiedene Fälle handelt, die als Identifizierungsmerkmale für Sinan-Windows-Fälle angesehen werden (Anzahl der Benachrichtigungen, Benachrichtigungsdaten, Gemeinde und Endstationseinheit).).

Die Inkonsistenz des Imports kann möglicherweise identifiziert werden, wenn die Fälle nicht migriert werden, und der Grund für die Ablehnung, Möglichkeit, Dessa-Formular, das der Benutzer anhand von Nicht-Sinan-DOS-Fahrzeugen korrigiert, sodass anschließend das Importdatum ermittelt wird neu erstellt und Diese Fälle sind in der Sinan-Windows-Datenbank enthalten.

Kapitel 4

Saúde-Informationen (TABNET)

Marcello Henrique Araujo Da Silva
Victor Gomes Masciel

Das Dateninformationssystem (TabNet) ist ein Tabellierungstool, das Online-Tabellierungen von Kindern und Planverwaltung, schnellen Zugriff und Objektivierung von der Datenbank der SUS-Datenbanken oder direkt zu allen Belegen und Datenbanken ermöglicht Die öffentlichen Dienste der Vereinigten Staaten (ASPS) haben von den Federados keine SIOPS erklärt.

Mit diesem Tabulator können Sie Ihre Dateien entsprechend Ihrem Angelobjekt auswählen und organisieren. Auch wenn Sie Tabulações mit Karten verknüpfen, können Sie Platzinformationen anzeigen und unterstützen. Es handelt sich um eine nützliche Ressource, die im Internet verfügbar ist und als Unterstützung für Richtlinien und Gesundheitsdienste sowie für verschiedene Arten von Konsultationen dient, die Transparenz und Sichtbarkeit der Gesundheit von Kindern mit Blähungen ermöglichen.

Die folgenden Anforderungen gelten als wesentlich, um eine breite Nutzung des Programms zu ermöglichen:

• Es wird schnell genug sein, um die tabellarische Erfassung großer Mengen zu ermöglichen

Dados em servidores linha Intel, Ausrüstungen von Baixo Custo;

• Einfache Benutzeroberfläche und Benutzeroberfläche, die sich auf alle Optionen konzentriert

Tabellierung mit einer einzelnen Frage – FORM (HTML-Format);

• Form aberta für die Aufnahme neuer Definitionen von Archivmaterial und Konversationstabellen

zu variieren, ohne das Programm zu verändern, in irgendeiner Weise, die seine Verwendung oder Verwendung ermöglicht

Zum Erstellen von Tabellen für andere DBF-Typen verwenden;

• Verknüpfen Sie logisch frühere Jahre oder verschiedene Produktserien

históricas dos dados ;

• Weitergabe oder Nutzung über Intranet oder Internet, in keinem TABWIN-Format

um die Integration von Mesmos in einen Mesma-Plan mit unterschiedlichen Grundlagen zu ermöglichen,

Berechnen Sie Indikatoren und erstellen Sie aus den Informationen Grafiken und Karten.

Die Datenverfügbarkeit steht für Informationen zur Verfügung, die zur Unterstützung der Analyse der Gesundheitssituation, evidenzbasierter Entscheidungsfindung und Entwicklung von Gesundheitsprogrammen verwendet werden können.

Ein Maß für den Zustand der öffentlichen Gesundheit hat in der öffentlichen Gesundheit Tradition. Dies ist Ihr Einstieg in die Systemregistrierung von Sterblichen und Hinterbliebenen (Estatísticas Vitais – Mortalidade e Nascidos Vivos). Angesichts unserer Fortschritte bei der Kontrolle von Infektionskrankheiten (epidemiologische und Morbiditätsinformationen) und eines besseren Verständnisses des Gesundheitskonzepts und anderer Determinanten der Bevölkerung muss eine Analyse der Gesundheitssituation vorgenommen werden, um alle Dimensionen des Gesundheitszustands einzubeziehen .

Krankheitszustände, Arbeitsunfähigkeit, Zugang zu Dienstleistungen, Qualität der Aufmerksamkeit, Lebensbedingungen und Umweltfaktoren durchlaufen die bei der Konstruktion der Saúde-Indikatoren verwendeten Metriken, die in relevante Informationen zur Quantifizierung und Validierung ihrer Informationen übersetzt werden.

Dies gilt nicht für Informationen über öffentliche Hilfe, Kataster (Rede Assistencial), Krankenhaus- und Rettungsdienste oder cadastro dos estabelecimentos de saúde sowie Informationen über Finanz- und Sozialinformationen, Micas.

Außerdem wurden in der Ergänzung zur Saúde Links Links zu den Informationsseiten der Agência Nacional de Saúde Supplementar – ANS präsentiert.

- Sau- und Friedensindikatoren;
- Basisindikatoren und Dados – IDB;
- Rol de Diretrizes, Objetivos, Metas e Indicadores 2013-2015 – Ausgabe 2015;
- Rol de Diretrizes, Objectivos, Metas e Indicadores 2013-2015 – Passive Ergebnisse der Quadrimestration – 3. Quadrimestre 2015;
- Rol de Diretrizes, Objetivos, Metas e Indicadores 2013-2015 – Ausgabe 2014;
- Rol de Diretrizes, Objetivos, Metas e Indicadores 2013–2015 – Ausgabe 2013 ;
- Übergangsabkommen zwischen Saúde und COAP – 2012;
- Pacto pela Saúde – 2010/2011;
- Pactos de Atenção Básica;
- Kommunale Indikatoren;
- Assistenz in Saúde;
- Krankenhausproduktion (SIH/SUS);
- Ambulante Produktion (SIA/SUS);
- Impfung – ab 1994;
- Atenção Básica – Saúde da Família – von 1998 bis 2015;
- Vigilancia Alimentar e Nutricional;
- Conjunto Minimo de Dados (CMD);
- Epidemiologie und Morbidität;
- Morbidade Hospitalar do SUS (SIH/SUS);
- Casos de Aids – Seit 1980 (SINAN);
- Fälle von Hanseníase – Ab 2001 (SINAN);
- Tuberkulosefälle – Ab 2001 (SINAN);
- Doenças e Agravos de Notificação – 2007 im Voraus (SINAN);
- Doenças e Agravos de Notificação – 2001 bis 2006 (SINAN);
- Verdachtsmeldungen des SCZ – ab 2015;
- Programm zur Esquistossomose-Kontrolle (PCE);
- Estado Nutricional (SISVAN);
- Hypertonie und Diabetes (HIPERDIA);
- Gebärmutter- und Mutterkrebs (SISCOLO/SISMAMA);
- Krebsinformationssystem – SISCAN (colo do útero e mama);
- Tempo até oder Einleitung einer onkologischen Behandlung – PAINEL – Onkologie;

- Rede Assistencial;
- CNES – Estabelecimentos;
- CNES – Recursos Físicos;
- CNES – Human Resources ab August 2007 – Berufe klassifiziert nach CBO 2002;
- CNES – Recursos Humanos bis Juli 2007 – Berufe im Alter von CBO 1994;
- CNES – Saúde-Teams ;
- Pesquisa Assistência Médico Sanitária AMS 2002;
- Pesquisa Assistência Médico Sanitária AMS 1999;
- Pesquisa Assistência Médico Sanitária AMS 1992;
- Pesquisa Assistência Médico Sanitária AMS 1981 bis 1990;
- Statistik Vitais;
- Nascidos Vivos – ab 1994;
- Sterblichkeit – von 1996 bis CID-10;
- Schmerzüberwachung (SVS);
- Berichtigung und Umverteilung von óbitos segundo a Pesquisa de Busca Ativa;
- Sterblichkeit – 1979 bis 1995, z. B. CID-9;
- Krebs (sítio do Inca);
- Demografie und Sozioökonomie;
- Wohnbevölkerung;
- Bildung – Volkszählungen 1991, 2000 und 2010;
- Trabalho e renda – Volkszählungen 1991, 2000 und 2010;
- Produkt Interno Bruto;
- Saneamento – Volkszählungen 1991, 2000 und 2010;
- Inquiritos und Pesquisas;
- PNS – Pesquisa Nacional de Saúde – 2013;
- PNAD – Pesquisa Nacional por Amostra de Domicílios: Grundlegende Frage;
- PNAD – Pesquisa Nacional por Amostra de Domicílios: Supplemento Saúde;
- VIGITEL – Risikowarnung und Schutz bei telefonischen Anfragen;
- VIVA – Wachsamkeit gegenüber Gewalt und Säuren;
- Inquisition Domiciliar de Fatores de Risco para Doenças e Agravos não Transmissíveis – 2002/2003;
- Inquiritos von Saúde Bucal – 1996;

- Nationale Erhebung zur Prävalenz von Esquistossomose und Geohelmintosen 2011/2015;
- Saúde Supplementar (ANS);
- Finanzinformation;
- Recursos Federais do SUS (von Município);
- SUS-Produktzulassungswerte (von Prestador) ;
- Leitfaden zur Zahlungsautorisierung;
- Zugriffsstatistiken von TABNET.

Kapitel 5

Nationales Produktmanagementsystem (SNGPC)

Marcello Henrique Araujo Da Silva

Das Sistema Nacional de Gerenciamento de Productos Controlados, auch SNGPC genannt, überwacht die Bewegungen von Inputs (Einkäufe und Transfers) und Verkäufen (Verkäufe, Umwandlungen, Transfers und Verluste) von Medikamenten, die auf landwirtschaftlichen Betrieben und privaten Medikamenten im Land vermarktet werden, insbesondere der Medikamente, die diesem unterliegen Portaria 344/1998 (como os entorpecentes und os psicotrópicos) und os antimicrobianos (Abbildung 1).

Die SNGPC ersetzte das Format schrittweise zwischen 2007 und 2008, einem traditionellen Schreiben, das als Informationen vom Unternehmen veröffentlicht wurde, das jedoch auf elektronischem Wege geschrieben und zwei Tage lang an Anvisa übermittelt wurde.

Die Überwachung der Verschreibungsgewohnheiten und des Medikamentenkonsums ist nicht möglich, um zu Regulierungsentscheidungen und Aufklärungsmaßnahmen zur Förderung derjenigen beizutragen, die Mitglieder des Nationalen Gesundheitsüberwachungssystems sind.

Abbildung 1 – Startseite des Nationalen Produktmanagementsystems (SNGPC).

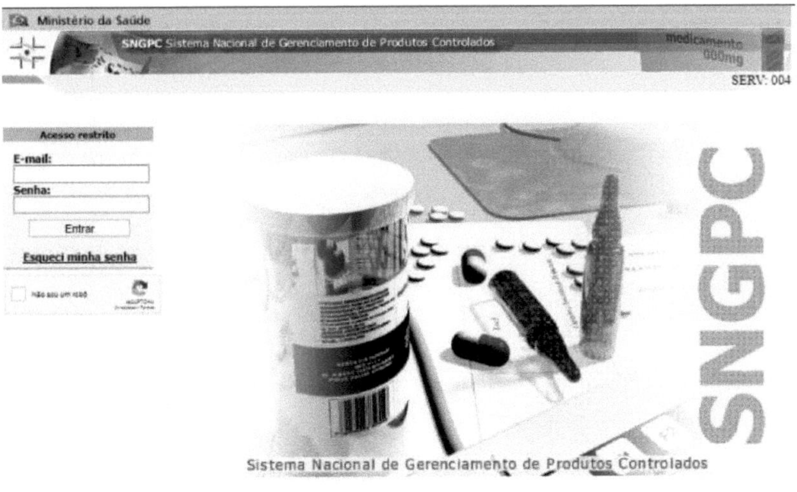

Von der ANVISA-Öffentlichkeit oder der Resolution der Diretoria Colegiada – RDC Nr. 586, vom 17. September 2021 verlangt:

> *„Wird aufgrund einer vorübergehenden Aussetzung auf unbestimmte Zeit von vornherein auf die §§ 3 und 4 der Kunst verwiesen.“ 10 der Resolution der Diretoria Colegiada - RDC Nr. 22 vom 29. April 2014, die eine Nutzung des Sistema Nacional de Gerenciamento de Productos Controlados - SNGPC für Landwirte und Drogerien als Informationssystem für die Gesundheitsüberwachung für eine schriftliche Einreichung einführte „Vorgänge zur Herstellung, Handhabung, Verteilung, Verschreibung, Abgabe und zum Verbrauch von Arzneimitteln und pharmazeutischen Verpackungen“.*

Allerdings möchte ich zum jetzigen Zeitpunkt psychiatrische und Antibiotika-Medikamente verkaufen, was in einem geltenden Gesetz nicht der Fall ist. Wir haben uns entschieden, die Beschreibung dieses Dokuments und die technischen Spezifikationen auf der Website von ANVISA oder SNGP einzubeziehen. Wir geben an, dass wir nach der Überarbeitung von RDC 586/2021 zur Normalität zurückkehren. Bitte folgen Sie den Anweisungen auf der ANVISA-Website, dort finden Sie auch keinen Link. (Zugriff: http://portal.anvisa.gov.br/sngpc/desenvolvedores).

1. Was ist der Unterschied zwischen cadastro und credenciamento?

Laut DRC Nr. 22 vom 29. April 2014 gibt es Arten von Katastern, die für verschiedene Öffentlichkeiten bestimmt sind und für den Zugang zum Sistema Nacional de Gerenciamento de Productos Controlados (SNGPC) erforderlich sind:

Unternehmenskataster: Identifizierung und Einbeziehung aller Unternehmensangehörigen in das Anvisa-Katastrophensystem für den Zugriff auf die elektronische Antragsstellung, Erteilung einer Betriebsautorisierung sowie weitere Dienste und Systeme, die nicht im Anvisa-Bereich verfügbar sind. Kein Fall von SNGPC, da seine Geschäfte hauptsächlich in den Bereichen Landwirtschaft und Drogen liegen.

Zugriff auf die Unternehmensliste: http://portal.anvisa.gov.br/ > Anvisa Services > Unternehmensliste > Zugriff auf den Dienst.

Cadastro de órgãos de vigilância sanitária: Identifizierung und Einbeziehung der beiden Orgão de vigilância und da autoridade sanitária no cadastro de instituições da Anvisa.

Zugang zum Cadastro de Instituições: http://portal.anvisa.gov.br/ > Serviços da Anvisa > Vigilâncias Sanitárias > Cadastro de Instituições > Accesse o Serviço.

Als nächstes wurde der Beschluss gefasst, das Credenciamento ist die Gründung des SNGPC durch den Abschluss der Erstinventur und den Erhalt des Anvisa-Kundenstamms.

2. Wo ist das CNAE-Steuergesetz und in welchem Zusammenhang stehen es mit pharmazeutischen Aktivitäten?

O CNAE ist eine nationale Wirtschaftsaktivitätsklassifikation des Unternehmens. Es handelt sich um einen aus diesen Ziffern zusammengesetzten Code, der als „Código e Descrição da Principal Economic Activity“ die Comprovante de Inscrição e Cadastral Situação do CNPJ darstellt.

Unsere CNAE-Arzneimittel- und Farmcodes lauten: 4771701, 4771702 und 4771703, in ihrer aktuellen Version. Andererseits lauten die Codes: 5241801, 5241802 und 5241803. Kein CNAE-Fall, andererseits fordert das Katastersystem eine Aktualisierung an.

Wenn das System Sie darüber informiert, dass die CNAE ungültig ist, besteht der erste Schritt zur Behebung oder Bestätigung des Problems darin, dass die CNAE digitalisiert und die CNPJ-Karte des Unternehmens gefunden wird. In diesem Fall kontaktieren Sie uns bitte unter Anvisa Pelo 0800-642-9782. Dieses Verfahren muss auch in unseren CNAE-Steueränderungsfällen zur Geschäftsanbahnung angewendet werden. Bitte beachten Sie, dass Änderungen vorgenommen werden, wenn sich die neue CNAE bereits im CNPJ-System des Secretaria of the Federal Receipt befindet.

Bitte konsultieren Sie einen Sanitary Vigilante in Ihrer Nähe bezüglich der Verfahren zur Erlangung einer Sanitary License, die Ihnen gemäß den CNAE-Codes zugesandt wird. Diese Lizenz ist mit der Tätigkeit des Unternehmens verbunden und unterliegt der Änderung der CNPJ-Karte, sofern die Aufsichtsbehörde Sanitária Local keine Änderungen vornimmt.

Beobachtungen:

i) Wenn Sie keinen Zugriff auf die CNAE von Arzneimitteln und Farmen haben, können Sie nicht auf das SNGPC zugreifen, wenn Sie keinen Zugriff auf die CNAE von Arzneimitteln und Farmen haben. In diesem Fall bestand die Lösung darin, sich an die brasilianische Bundeskasse zu wenden und gleichzeitig die Aufnahme eines CNAE zu beantragen (CNAE an zweiter Stelle). Nachdem Sie Ihr neues CNAE erhalten haben, kontaktieren Sie uns unter 0800-642-9782 der Anvisa, um das CNAE zu ändern, bevor Sie sich bei der Anvisa registrieren.

ii) In unseren Fällen ist es nicht möglich, eine sekundäre CNAE zu erhalten, und es ist notwendig, den örtlichen Gesundheitsbehörden eine Begründung und eine formelle Genehmigung vorzulegen, um die Armario von Produkten, die einer besonderen Kontrolle unterliegen, nicht zu verbieten.

3. Ist es möglich, ein Filialkataster zu erstellen, wenn meine Mutter kein Kataster von SNGPC ist?

Nao. Semper muss nach matriz zuerst angemeldet werden. Die aktuelle Filialregistrierung ist möglich, wenn die Registrierung des Unternehmens abgeschlossen ist.

4. Wie führt man die Registrierung einer Firma Matriz and Filial durch?

Die Anmeldung muss zum Zeitpunkt der Matrize erfolgen. Das Register der Tochtergesellschaft muss in das Register der Gesellschaftsmatrize eingetragen werden.

Weitere Informationen finden Sie unter: http://portal.anvisa.gov.br/cadastramento-de-empresa

5. Was sollte ein Kataster wie Responsável Legal (RL), Responsável Técnico (RT) und Representante Legal (RepL) sein?

Dies ist das Kriterium für die Gründung einer Farm acêutico, eine Definition von Fachkräften, die in unserem Anvisa-Katalogsystem als RL, RT, RepL registriert sind und zu unseren Berufsregistern unter SNGPC werden. Nachfolgend finden Sie die Definition jedes einzelnen Entwurfs:

Responsável Legal: juristische Person, die durch Gesetz, Gesellschaftsvertrag oder Gesetz benannt ist, incumbida de vertreten, aktiv und passiv, auf gerichtlicher und außergerichtlicher Ebene, oder Regulatory Agent – juristische Autorität.

Technische Verantwortung: Wir sind gesetzlich dazu berechtigt, eine angemessene Abdeckung verschiedener Arten von Produktionsprozessen und der Erbringung von Dienstleistungen durch unsere Auftragnehmer bereitzustellen, die jeweils niedergelassen sind. Auf keinen Fall sollte SNGPC als Arzneimittel verwendet werden. Als solcher ist der verantwortliche technische Bauernhof ein professioneller Bauernhof, der gesetzlich zugelassen und beim Regional Farm Council registriert ist, unsere rechtlichen Bedingungen, incumbido, um technische Hilfe für den Bauernhof oder die Drogerie zu fördern.

Gesetzlicher Vertreter: Juristische Person oder juristische Person, die in rechtliche Angelegenheiten involviert ist und als Regulierungsbevollmächtigter, Gerichtsvollzieher oder Verwalter seiner Geschäftsbeziehungen ohne Visumsbefugnis tätig ist.

6. Sollten Sie das Profil „SNGPC-Empresa“ dem technischen Verantwortlichen der Farm für unser Anvisa-Sicherheitssystem zuweisen, wie lässt sich das Problem lösen?

Das SNGPC-Team ist für den Zugriff auf das System verantwortlich. Wenn Sie Sicherheitsmanager für Ihr Farmacêutico Responsável Tecnico (RT) sind, müssen Sie Ihr „sngpc-empresa“-Profil nicht automatisch zuweisen. Bitte beachten Sie, dass sich die E-Mail-Adresse des Sicherheitsmanagers von der registrierten E-Mail-Adresse Ihres Unternehmens unterscheiden muss.

Um das Profil „sngpc-empresa“ zuzuweisen, ist der Sicherheitsmanager für die Durchführung einiger Verfahren der pharmazeutischen technischen Verantwortung verantwortlich. Kein Sicherheitssystem auf der Anvisa, wenn Sie auf „manager usuários“ klicken, sehen Sie einen Text mit der Überschrift „Liste der usuários“. Klicken Sie dann auf „Einschließen“ und es erscheint eine Wellenform, die digitalisiert oder CPF von RT wird. Anschließend muss der Sicherheitsmanager auf die Option „Licht“ klicken. Zu diesem Zeitpunkt wird das Sicherheitssystem von Anvisa automatisch mit Informationen aus der Apotheke geladen, die im Sicherheitssystem im Katastersystem unseres Anvisa-Unternehmens registriert wurden. Der Sicherheitsbeauftragte muss am Ende des Telefon- oder E-Mail-Kontakts und in der Apotheke digitalisiert werden und dann auf die Option „Einbinden“ klicken. Unsere E-Mail-Adresse und unser Einschreiben werden von Farmacêutico RT für den Zugriff auf das SNGPC verwendet. Bitte beachten Sie, dass der Sicherheitsmanager auf den Link „Benutzerberechtigungen zuweisen“ zugreift und Sie in diesem Fall die im vorherigen Text digitalisierte E-Mail-Adresse des Pharmaunternehmens angeben müssen. Der Sicherheitsmanager klickt auf „Erweitert“ und kann dann Farmacêutico RT das Profil „sngpc-empresa“ zuweisen.

Zugang zum Sistema de Segurança: http://portal.anvisa.gov.br/ > Services da Anvisa > Mais Serviços > Sistema de Segurança > Accesse o Serviço.

7. Wo liegt die rechtliche Verantwortung, Ihr zugehöriges Sicherheitsprofil anzugeben, um auf den SNGPC zuzugreifen?

Sim. Der Sicherheitsmanager der Einrichtung muss Kataster oder Responsável Legal (RL) sein, da wir unser Katastersystem der Firma Anvisa verwenden. Da es kein Anvisa-Sicherheitssystem gibt, muss der Manager das Profil „sngpc-rl" mit RL verknüpfen.

Zugang zum Sistema de Segurança: http://portal.anvisa.gov.br/ > Services da Anvisa > Mais Serviços > Sistema de Segurança > Accesse o Serviço.

8. Wie akkreditiere ich meinen SNGPC?

Um auf den SNGPC zugreifen zu können, muss das Unternehmen über eine AFE (Firmenbetriebsgenehmigung) und/oder AE (Sondergenehmigung) als autorisierte Aktivitäten für das Unternehmen verfügen.

Daher muss das Unternehmen nach der Veröffentlichung von Autorisierungserklärungen (AFE und/oder AE) nach dem SNGPC zertifiziert werden. Das Credenciamento ao SNGPC geht von folgenden Schritten aus:

Das landwirtschaftliche Betriebskataster ist kein Unternehmenskatastersystem der Anvisa. Aber Informationen, Zugang zum Link: http://portal.anvisa.gov.br/cadastramento-de-empresa;

Benutzerlizenzen des Anvisa-Sicherheitssystems. Aber Informationen, Zugang zum Link: http://portal.anvisa.gov.br/sistema-de-seguranca; e

RT-Assoziation von RL und SNGPC.

Aber Informationen, Zugang zum Passo-a-Passo, bezogen auf die oben genannten Schritte, kein Link: http://portal.anvisa.gov.br/sngpc/drogarias

9. Das AFE- und/oder AE-Renovierungsverfahren wurde noch nicht zurückgegeben. Wird SNGPC die Pharmaunternehmen mit diesem Problem blockieren?

Nao. Das SNGPC blockiert nicht die Farmen/Medikamente, die sich im laufenden oder zukünftigen Zulassungserneuerungsprozess befinden. Da landwirtschaftliche Betriebe/Drogerien in diesen Fällen auf das SNGPC zugreifen und seine Aktivitäten ausführen müssen, basiert unser System auf dem aktuellen Cadastro, verfügt aber auch über die definierte Leistung unseres Anvisa-Sicherheitssystems. Es ist zu beachten, dass diese Tätigkeit (Handel mit kontrollierten Medikamenten und deren entsprechenden Listen) von der Autorização de Operationo de Empresas (AFE) in Betracht gezogen werden muss, die jährlich in Verbindung mit der Anvisa para drogarias erforderlich ist, da die Farmácias de Handling eine besondere Autorisierung benötigen (AE). Diese Genehmigung wird von der Bundesregierung und weiterhin von den örtlichen Gesundheitsbehörden verlangt, unabhängig davon, ob sie für den Zugang zum SNGPC erforderlich ist. Bitte beachten Sie, dass vor der Veröffentlichung der AFE/AE-Lizenz im Amtsblatt der Universität keine Erstgenehmigung bzw. Genehmigung für besonders kontrollpflichtige Medikamente bzw. Medikamente vorliegt.

- SNGPC-Funktionen

1. Wie führt man eine Bestandsaufnahme von SNGPC durch?

Um die Bestandsaufnahme durchzuführen, muss der Technische Verantwortliche (RT) per E-Mail auf das SNGPC zugreifen und auf „Envio de movimentações de produtos (xml)" klicken. Kein Link: http://portal.anvisa.gov.br /sngpc/drogarias, Beschaffen Sie das Inventarverzeichnis, fügen Sie es bei und senden Sie es an das SNGPC. Die Betriebe, die so viele der industrialisierten Produkte abgeben, wenn sie mit kontrollierten und antimikrobiellen Medikamenten gehandhabt (insumiert) werden, müssen vor dem Versand oder Versand aus dem internen Betriebssystem ohne Inventar eingefügt werden.

Empfehlen Sie, dass die Bestandsaufnahme am Ende des Tages erforderlich ist. Stellen Sie sicher, dass diese Informationen dem tatsächlichen Status der Produkte (kontrolliert und antimikrobiell) entsprechen, die in den Daten enthalten sein können. Wenn dies nicht geschieht und keine Bewegung in den Bestandsdaten vorliegt, können diese später nicht geschrieben werden und müssen kompiliert werden, um die Informationen zu aktualisieren.

Wir empfehlen Ihnen, die Bestandsaufnahme nicht für den Tag oder die Woche der Woche abzuschließen. Wir erlauben Ihnen jedoch nicht, den Kauf und Verkauf von Medikamenten/Lebensmitteln ohne den Tag durchzuführen. Das Inventar muss mit seinen realen physischen Daten übereinstimmen und die Übertragung der ersten XML-Datei muss als Ausgangsdaten der Daten im Anschluss an die Daten des informierten Inventars aufgezeichnet werden. Ihr Wunsch zur Inventur kann nicht abgeschlossen werden.

Beispiele:

XML-Inventararchiv, gesendet am 16.04.2013 – 1. XML-Inventurarchiv mit Beginn am 17.04.2013

XML-Inventurarchiv gesendet am 22.04.2013 – aktuelle Position am 16.04.2013 und XML-Aktionsarchiv mit erstem Datum am 17.04.2013

XML-Inventararchiv vom 23.04.2013 gesendet – Standposition vom 17.04.2013 und Antrag vom 18.04.2013

Diese wurden von SNGPC von DCB (gemeinsame brasilianische Bezeichnung) in Gramm geschrieben.

2. Werden in den Daten keine Erstinventuren und Eingabebewegungen erfasst und Datendateien durch Digitalisierung erstellt oder werden die von der Software generierten Dateien für das XML-Pad angepasst?

Viele der Bewegungen der Eingaben und Einzelheiten zu Medikamenten sind enthalten, da die Bestandsaufnahme eines XML-Dokuments (Entwurf und Erweiterung) von Anvisa über das Internet gemäß den geltenden Gesetzen von mir angefordert werden muss.

Da es sich um eine neue Version des SNGPC handelt, erfolgt die Bestätigung des Inventars durch Anforderung der Datei „XML-Inventar", die Sie darüber informiert, dass sich dieses physikalische Arzneimittel auf Daten bezieht, die der Finalisierung des vorherigen Inventars entsprechen oder darüber liegen.

In diesem Fall ist es nicht möglich, das „XML-Inventar" auf die endgültigen Daten zu übertragen, oder selbst dann wird es in zwei (6) Tagen danach übermittelt, sofern die Inventardaten diesem Satz (7) entsprechen. Vermeiden Sie, dass der pharmazeutische Betrieb vor der Übermittlung der Daten der „XML-Inventar"-Datei einen Zeitraum einstellt, in dem zwischen Abschluss und Bestätigung eines neuen Inventars keine weiteren Übermittlungen stattfinden.

3. Können Sie Daten und Medikamente in verschiedenen XML-Archiven anfordern?

Nao. Alle elektronischen Übermittlungen von Insumos und Medikamenten müssen in einer eindeutigen Form erfolgen. Es ist wahr, dass die Bewegung von Kindern (Entrada und Saída) zu einer No-Message-XML-Datei geworden ist, auf die zum jeweiligen Zeitpunkt verwiesen wurde und die vom Gesetz respektiert wurde. kein

Minimum, 1 (um) Tag, kein Maximum, 7 (eingestellte) Tage hintereinander, so dass es keine Einreisebewegungen und keine Insumos und/oder Medikamente gibt, keine Periode. Diese Empfehlung wird jedoch angewendet, wenn Sie eine erste Bestandsaufnahme durchführen möchten, falls Sie eine kommerzielle Farm für Sumos und Medikamente gründen.

4. Wohin gehen Sie, wenn Sie Ihre Arzneimittelregistrierungsnummer haben?

O Farmacêutico Responsável Técnico muss wie folgt durchgeführt werden:

1 – Zugriff oder Nachverfolgung: http://consultas.anvisa.gov.br/#/medicamentos/

2 - Digitalisieren Sie die Registrierungsnummer oder den Handelsnamen des Produkts oder den Namen der Hauptaktivität und klicken Sie zur Konsultation;

3 - Klicken Sie auf „Kein Name des Medikaments". e

4 - Konsultieren Sie Ihre Registrierungsnummer, die in Übereinstimmung mit einer kommerziellen Präsentation 13 Ziffern umfassen sollte.

5. Wie genau ist mein Inventar?

Um das Inventar wiederherzustellen, muss der technische Manager auf das SNGPC zugreifen und auf das XML-Inventar klicken (das Menü wird angezeigt, wenn das Inventar abgeschlossen ist). Versuchen Sie, zwei Formen wiederherzustellen:

I) Wenn Sie bereit sind, müssen Sie die endgültige Datei bearbeiten, speichern und komprimieren; e

II) Für den Fall, dass der wiederhergestellte Bestand einige Anpassungen der Menge oder Chargenbeschreibung erfordert, um das XML kopieren und in einem Texteditor speichern zu können.

Nach Bedarf hergestellt, gezippt und versendet. Beim Entsperrvorgang wird jedoch ein bestimmtes Formular aufgerufen, um den Bestand wiederherzustellen und zu ändern.

6. Wie suche ich nach einer XML-Datei?

Unsere XML-Dateien für Bewegung und Inventar können in zwei Formaten angefordert werden. Bitte beachten Sie:

A. Für meine elektronische Seite von SNGPC gibt es „Envio de movimentações de products (xml)“, keinen Link: https://sngpc.anvisa.gov.br/webservice/sngpc_consulta/upload.aspx; e

B. Für die Software Ihres Unternehmens, die es Ihnen ermöglicht, die XML-Datei zu leiten, stimmen Sie ihr zu oder dass sie vom Entwickler der Software festgelegt wurde. Bitte beachten Sie in diesem Fall, dass Sie, wenn Sie die XML-Datei wünschen, in der Login- und RT-Datei erscheinen müssen, um mit der Anfrage fortfahren zu können.

7. Können Sie weiße XML-Dateien versenden?

In unseren folgenden Fällen jedoch: I) wenn RT während der Etablierungsphase zurückkehrt und keine antimikrobiellen Wirkstoffe enthält; e II) wenn Sie keine Einreise- und Medikamenten-/Insumos-Freizügigkeit haben.

8. Können XML-Dateien zentral in ein landwirtschaftliches und/oder Arzneimittelregister übertragen werden?

Gleichzeitig muss der technische Verantwortliche für Landwirtschaft/Drogerie mit dem Profil „sngpc-empresa“ die XML-Dateien übermitteln, die seiner Einrichtung entsprechen, und muss diese in unabhängiger Form durchführen und jede landwirtschaftliche Einrichtung erneut einreichen.

9. Wie sollten wir die entsprechenden Zeiträume bei der Suche nach XML-Archiven verwenden?

Bei Ihrer Anfrage für XML-Dateien müssen Sie folgende Aspekte beachten:

- 1. Lagerbestand:

Die erste XML-Datei der Bewegung muss als Ausgangsdaten die gleichen Daten enthalten wie die Daten ohne Inventar;

- 2. Envio em Dante:

Dies hängt davon ab, wann Sie die endgültige XML-Datei zum letzten Mal erhalten. Vom Anfang oder Ende der XML-Dateien müssen Sie diese der Reihe nach verfolgen.

10. Welche XML-Inventardaten müssen beim Erstellen der Nachricht als zu informierende Daten verwendet werden?

Nao. Der technische Leiter (RT) kann Sie bei der Fertigstellung der endgültigen Bestandsaufnahme gemäß den Bestimmungen von Artikel 10 der DRC Nr. 22/2014 über den Bestandsdatensatz informieren. Nehmen Sie zum Beispiel an, dass RT die Inventur am 25.04.2013 zur Anpassung fertigstellt und diese vor der Fertigstellung oder dem Prozess der letzten Periode von SNGPC am 21.04.2013 sendet, oder dass RT am 21.04.2013 zur Vorbereitung der Inventur am 21.04.2013 da sein wird 25.04. Diese über die Bestandsaufnahme informierten Daten müssen immer gleich oder höher sein als die Daten des endgültigen Abschlusses der Bestandsaufnahme.

11. Welchen Unterschied haben die Begriffe „Receipt", „Validate" und „aceito – sim ou não" beim „Transmission Status" des SNGPC?

Es ist wichtig, diese Schritte zu verstehen, wenn sie eine XML-Datei (Inventar oder Bewegung) übergeben, wenn es um Technical Responsible Farming (RT) geht. Als Schritte:

1. Archiv „recebido": Wenn das Archiv von RT an den SNGPC übermittelt wird und im XML-Format und den entsprechenden Daten vorliegt, erscheint unmittelbar nach der folgenden Meldung: „arquivo recebido com sucesso". Bitte beachten Sie: Das Schicksal Ihrer Bestellung ist, dass „der Eingang als erfolgreich" nicht bedeutet, dass sie bereits auf der Grundlage der Daten von Anvisa bearbeitet und verarbeitet wurde.

2. Archiv „validiert": Das erhaltene Archiv hat einen Validierungsprozess durchlaufen. Während dieses Vorgangs lautet die Nachricht „aberto" und ihr Inhalt wird dem Server, der Ihren SNGPC aktiviert, automatisch bestätigt.

3. Arquivo „aceito" – „sim ou não": Vom Moment der Schlussfolgerung bis zur Validierung kann das Arquivo „aceito" oder „não" lauten. Wenn Sie über Informationen verfügen, die nicht mit den zuvor bereitgestellten Informationen vereinbar sind oder wenn diese in Weiß, falschen Informationen, fehlerhaften Ziffern usw. vorliegen, werden diese nicht akzeptiert und Ihnen aus Gründen Ihrer Person zugesandt (s). qual (is) this arquivo não foi aceito.

Hinweis: Die Übertragung von XML- oder RT-Mediendateien muss bei der Aktualisierung der „Übertragungsstatus"-Funktionalität unterstützt werden. In der Funktion „Inventurhistorie" muss bereits der Inventurbegleiter angezeigt werden.

12. Wie wurden dem SNGPC verlorene Gelder und Medikamente gemeldet?

Alle Verluste müssen durch meine XML-Datei gemeldet werden, vorbehaltlich der folgenden Fälle:

a) Produkteingang;

b) Rückforderung der Gesundheitsbehörde;

c) Roubo/Furto;

(d) Schaden;

e) Qualitätsbeschreibung;

f) exclusão da Portaria SVS/MS Nr. 344/1998;

g) zur Qualitätskontrolle gesammelt;

i) keinen Prozess verloren; e

h) Dezentralisierung nach Hersteller oder Lieferant/Händler

13. Wann sollte die „Ausência"-Funktionalität im SNGPC verwendet werden?

Für den Technischen Verantwortlichen (RT) gibt es ein spezielles Feld ohne SNGPC, um Sie über die Termine Ihrer Betriebseinstellung zu informieren. Diese „Ausência"-Funktion muss von Herstellern verwendet werden, die eine technische Verantwortung tragen. Wir weisen darauf hin, dass die pharmazeutische Einrichtung in diesem Zeitraum den Verkauf und Verkauf von Arzneimitteln, die einer besonderen Kontrolle unterliegen, nicht realisieren kann. Informationen zu diesem Vorgang finden Sie jedoch unter Punkt Nr. 15 des SNGPC-Funktionalitäten-Artikels.

14. Wie soll ersatzweise die technische Verantwortung des Pharmaunternehmens konkretisiert werden?

Von acordo com o Artigo 12 da RDC Nr. 22/2014:

Kunst. 12. Einem endgültigen oder eventuellen Ersatz der technischen Verantwortung des SNGPC muss die Fertigstellung des Inventars vorausgehen, in der Weise, dass die Übermittlung des Textes ersatzweise oder durch die neue technische Verantwortung des Pharmaunternehmens fortgesetzt werden kann.

§ 1º Reichen Sie diesen Artikel nicht ein, das neue Pharmaunternehmen ist technisch verantwortlich oder der Ersatz muss die zuvor abgeschlossene Bestandsaufnahme bestätigen.

§ 2º In unseren Fällen kann es sein, dass Sie von Ihrem zuvor endgültigen Inventar abweichen und es nicht existiert, oder dass es sich um einen Ersatz oder eine neue pharmazeutische Verantwortung handelt, die vor der Aufnahme ihrer Aktivitäten und der Benachrichtigung der örtlichen Gesundheitsbehörde korrigiert werden muss.

In der Praxis wird das Verfahren übernommen:

1. Die technische Verantwortung (RT) übernimmt den Druck, das Inventar und das Logo werden finalisiert;

2. Der Sicherheitsmanager hat auf das Sicherheitssystem zugegriffen, ohne den Link zu deaktivieren und das Profil „sngpc-empresa" der antitechnischen Verantwortung zu entziehen;

https://www1.anvisa.gov.br/segurancaLogin/execute/startLogin?urlSolicitado=/segurancaWeb/execute/startMenu

3. Der Gestor de Secgurança Cadastra o Novo RT ist kein Kataster des Unternehmens von Anvisa, kein Link http://www9.anvisa.gov.br/recadastramento/Login.asp

4. Der Sicherheitsmanager greift auf das Sicherheitssystem zu, ohne abgesenkt zu werden, und weist dem neuen RT das Profil „sngpc-empresa" zu.

https://www1.anvisa.gov.br/segurancaLogin/execute/startLogin?urlSolicitado=/segurancaWeb/execute/startMenu

5. Die rechtliche Verantwortung, auf die SNGPC zugreift, unterliegt https://sngpc.anvisa.gov.br/. Klicken Sie auf „Associar Responsável Tecnico". Wählen Sie dann den neuen Responsável Tecnico aus und klicken Sie auf „Associar".

6. Der neue RT hat auf den SNGPC zugegriffen.

Um das Inventar wiederherzustellen, muss RT auf den SNGPC zugreifen und klicken, um das XML-Inventar zu generieren (das Menü wird angezeigt, wenn das Inventar abgeschlossen wurde).

In der aktuellen Version wird das Inventar durch das letzte XML-Inventar geleitet, es ist disso, oder RT hat zwei Optionen: Sie können das XML-Inventar herunterladen, wenn Sie das letzte Inventar wiederherstellen möchten, oder Sie können ein tatsächliches Inventar in unserem generieren Farmsystem und möchte dies tun.

An der Schnittstelle, an der das Programm nicht eingerichtet ist, bedeutet dies, dass die Prozedur nicht eingerichtet ist und die Programme eingerichtet sind. Dieses System erfordert möglicherweise ein festgelegtes Verfahren zum Abschluss der Bestandsaufnahme.

Wichtig: Die Anforderungen der örtlichen Hygieneüberwachung erfordern, dass Visa vor Abschluss der Bestandsaufnahme (unabhängig vom Motiv) darüber informiert wird. Daher schlägt Anvisa vor, dass RT die Fertigstellung der Bestandsaufnahme für ein lokales Visum rechtfertigt.

Überwachung:

I) Es ist kein endgültiger Ersatz erforderlich, der mit einer Anfrage zur Gewährleistung einer „Änderung des AFE aufgrund technischer Verantwortung“ erfolgen muss, und der endgültige Ablauf unterliegt der Freigabe von Anleitungsdokumenten, die im Prozess beachtet werden müssen; e

II) Wenn RT Antigo die Bestandsaufnahme nicht abschließt, wenn sich die rechtliche Verantwortung oder die technische Verantwortung ändert, wird die Bestandsaufnahme automatisch abgeschlossen.

15. Was sollen unsere Técnico Responsible Urlaubskoffer ersatzlos machen?

Wenn der Technische Verantwortliche (RT) den Feiertag betritt und nicht existiert, muss der RT-Vertreter nach folgendem Verfahren übernommen werden:

Der erste Durchgang erfolgt, wenn RT per E-Mail und per E-Mail in unser System gelangt. Folgen Sie dann der Funktion „ausência“. Danach sehen Sie die Tempooperationen (heutzutage), allerdings muss in diesem Fall das RT berücksichtigt werden.

Beispiel: RT wird zwischen 1 und 30 Tage dauern. Kein Abschluss am 30. Tag des Jahres. Sie müssen XML mit den Bewegungen am oder am 30. Tag Ihrer Referenz einreichen. Dies ist der Fall, oder RT informiert Sie über die vorherige Beschreibung. Wenn die RT in 31 Minuten ihre Arbeit wieder aufnimmt, werde ich Ihre Nachrichten ohne Bewegung (Vazios) senden, die sich auf die glückverheißende Zeit beziehen. Es ist wichtig klarzustellen, dass diese Situation keinen Abschluss der Bestandsaufnahme erfordert.

Teilen Sie uns mit, dass RT bei unserer Rückkehr in die Einrichtung regelmäßig nach den XML-Dateien suchen muss, auf die wir verweisen können, um sicherzustellen, dass diese Dateien als antimikrobielle Bewegungen gemeldet werden müssen.

In Bezug auf Medikamente, die einer besonderen Kontrolle unterliegen, dürfen sie gemäß Portaria 344/98 nicht über ihre Bewegungen im Laufe der Zeit informiert werden, obwohl die verantwortliche Technologie oder ihr Ersatz drei Tage am Tag sein kann, dies ist jedoch nicht der Fall Für den Fall, dass die Formeln Ihnen zur Verfügung stehen oder von den Verkäufern von Arzneimitteln genehmigt wurden, die einem besonderen Kontrollregime unterliegen" und Artikel 11 der Demokratischen Republik Kongo Nr. 22/2014 schreiben: „Na falta de farmacêutico substitution, muss unbedingt ein Schreiben an die Endperioden übermittelt werden." der zuständigen pharmazeutischen Behörden, por meio do envio de arquivos sem movimentação de medicamentos, die einer besonderen Kontrolle unterliegen, gemäß Portaria SVS/MS Nr. 344/1998, oder je nachdem, was dort ersetzt wurde.

Die Kommerzialisierung von antimikrobiellen Mitteln kann vom technisch verantwortlichen Pharmaunternehmen zum Zeitpunkt der Verwendung genehmigt werden, wird jedoch nach Ablauf dieser Frist zurückgegeben und ist für die Übertragung dieser Bewegungen verantwortlich. Es gibt keine technische Haftung, und daher gibt es auch keine technische Haftung in der pharmazeutischen Industrie, noch können wir Medikamente unter besonderer Kontrolle gemäß Portaria SVS/MS Nr. 344/98, assimiliert mit antimikrobiellen Mitteln, gemäß DRC Nr. 20/2011, vermarkten.

16. Wann muss RT das anzupassende SNGPC-Inventar fertigstellen?

Bitte teilen Sie uns mit, dass es sich bei der Finalisierung dieser Anpassung um eine Ausnahme handeln muss. Der technische Verantwortliche (RT) muss die Bestandsaufnahme abschließen, um unsere Fälle so anzupassen, dass sich die physische Bestandsaufnahme von der SNGPC-Bestandsaufnahme unterscheidet. Bei der Fertigstellung der Inventardatei steht diese zur Verfügung, sobald ein neues XML-Inventar verfügbar ist. Diese Funktion kann in unseren folgenden Fällen

(Abschlussgründe) verwendet werden: Bestandsanpassung, RT-Prüfung, Bewertung der technischen Verantwortung, Kontrolle der Kontrollaktivität oder Feststellung der Gesundheitsbehörde.

Um das Inventar oder die RT anzupassen, die finalisiert werden soll, klicken Sie im Betriebsmenü des SNGPC-Telefons auf „Finalization of Inventory". Wählen Sie unbedingt die unterstützende Dokumentation aus, um die Option „angepasster Bestand" abzuschließen. Keine Offenlegung des Inventars bedeutet, dass keine Medikamente gekauft und/oder verkauft wurden. In diesem Fall ist die Bestandsaufnahme falsch und hängt mit dem physischen Zustand des Betriebs zusammen.

Klicken Sie anschließend auf „Ihr XML-Inventar erstellen" (das Menü wird angezeigt, wenn das Inventar abgeschlossen ist). In der aktuellen Version wird das Inventar durch das letzte XML-Inventar geleitet, es ist disso, oder RT hat zwei Optionen: Sie können das XML-Inventar herunterladen, wenn Sie das letzte Inventar wiederherstellen möchten, oder Sie können ein tatsächliches Inventar in unserem generieren Farmsystem und möchte dies tun.

Als nächstes muss der Bestand an das Menü neben der Option „XML-Dateiübertragung" gesendet werden.

Nach der Inventur können die XML-Dateien der Bewegung mit Folgedaten zu den durch die Inventur informierten Daten versendet werden. Beispielsweise können wir sagen, dass die letzte Bestandsaufnahme auf dem Datum vom 16.04.2013 basiert oder dass es sich bei der ersten Bestellung um die am 17.04.2013 erhaltenen Erstdaten handeln muss.

O RT muss archivierte Register/Prüfungen führen, die die endgültige Erfassung der Erfindung rechtfertigen, für die örtliche Sanitätsüberwachung.

An der Schnittstelle, an der das Programm nicht eingerichtet ist, bedeutet dies, dass die Prozedur nicht eingerichtet ist und die Programme eingerichtet sind. Dieses System erfordert möglicherweise ein festgelegtes Verfahren zum Abschluss der Bestandsaufnahme.

Wichtig: Die Anforderungen der örtlichen Hygieneüberwachung erfordern, dass Visa vor Abschluss der Bestandsaufnahme (unabhängig vom Motiv) darüber informiert wird. Daher schlägt Anvisa vor, dass RT die Fertigstellung der Bestandsaufnahme für ein lokales Visum rechtfertigt.

17. O RT können Sie XML-Bewegungsdateien senden, die sich auf Daten beziehen, die an Informada No Last Inventory übergeben wurden?

Nao. Bezieht sich die letzte Inventur beispielsweise auf das Datum 16.04.2013, muss der erste Artikel das Erstkaufdatum 17.04.2013 aufweisen. Da diese Bewegungen früherer Einträge und Berichte in den Daten (16.4.2013) enthalten sind, müssen sie auf lokaler Ebene in einer Form wie der Definition (Notizen und Quittungen, Bücher oder Abdrücke der Berichte Ihres Systems) informiert werden. , und Sie wissen, dass sie nicht da sind.

18. Wo können Sie den Inhalt der XML-Dateien überprüfen, die Sie in SNGPC benötigen?

Sim. Die technische Verantwortung (RT) kann in dieser Form nachgewiesen werden:

I) muss die SNGPC-Seite > Übertragungsstatus > Hash eingeben.

II) Klicken Sie auf „hashIdentificação", um die gewünschten Informationen zu erhalten;

III) Verwenden Sie die Tastenkombination STRG+F, um ein Angel-/Busca-Lager zu schützen. e

IV) bis zur Busca nesse campo de pelo pelo número de gistro MS/lote/insumo dosejado (Konferenz apenas números números no campo de busca).

19. Es wurde festgestellt, dass die Aktivitäten von Responsável Técnico (RT) durchgeführt wurden: Was ist mit den Medikamenten und/oder den kontrollierten Arzneimitteln verbunden?

A Portaria Nr. 06/1999 legt in Artikel 115 die Bestimmungsmöglichkeiten für Medikamente/Stoffe fest, die einer besonderen Kontrolle unterliegen. Segue o artigo, transkribiert aus Portaria Nr. 06/1999:

Kunst. 115 Kein Fall von encerramento de atividades dos estabelecimentos, objecto deta Instrução Normativa, deve ser adotado to do sequences procedimentos, no que referee to listens of substancias and Medicamentos que incontham, Konstanten von Portaria SVS/MS Nr. 344/1998 und ihren Aktualisierungen :

§ 1. Entnahme von Substanzen und/oder Medikamenten durch die zuständige Gesundheitsbehörde: Die Erstellung eines Dokuments in 2 (zwei) Fällen, in denen der Inhalt des Katasters mitgeteilt wird, in Bezug auf die Substanzen und/oder Medikamente mit den jeweiligen vorhandenen Mengen, ç Ja, viele Das Validierungsverfahren. Beim ersten Mal müssen Sie dies ohne die zuständige Behörde der Sanitary Vigilância tun, und beim zweiten Mal müssen Sie dies per carimbada devolvida ao estabelecimento como comprovação de recebimento tun;

§ 2° Die Übertragung von Stoffen und/oder Medikamenten an andere Einrichtungen muss der Steuererklärung unterliegen und offensichtlich von der örtlichen Gesundheitsbehörde für die Lieferung genehmigt werden. Eine Übertragung über den Verbrauchersteuerbescheid ist nicht zulässig.

Der Fall der Technical Responsibility Farm (RT) ist § 1, der die Medikamente/Substanzen des SNGPC enthält, die mit der verlorenen Grube identisch sind (Motiv: Anerkennung/Wiederherstellung des Visums) und Kopie aller Dokumente mit eingereicht werden müssen Es liegt jedoch in der rechtlichen Verantwortung des Unternehmens, dass eine Kopie für die Zwecke der künftigen Erkennung von Medikamenten/Substanzen, falls erforderlich, zur Verfügung gestellt werden muss.

Wenn dieser Vorgang in § 2 beschrieben ist, müssen die SNGPC-Medikamente als „Verkäufer" aufgeführt und wie folgt digitalisiert werden:

• Der Standort des Namens des Kompradors muss im „Social Razor" des Unternehmens digitalisiert werden, damit er dort übertragen wird, wo er sich befindet.

• Die ID-Nummer des Dokuments muss digitalisiert sein oder die „CNPJ-Nummer" des Unternehmens sein, das Sie erhalten oder erhalten.

• Lokale CRM-Nummer, es müssen 0000 und UF des Status des Eigentümers digitalisiert werden.

• kein lokaler Name des Rezepts oder Escrevers: Transferência para „Razão Social do Estabelecimento Receptor".

20. Wie werden Medikamente an SNGPC übertragen?

O SNGPC erlaubt einen Transfer von Industrieprodukten und/oder landwirtschaftlichen Produkten (kein Umgang mit landwirtschaftlichen Betrieben) zwischen Müttern und Töchtern oder zwischen Töchtern eines Unternehmens, sofern diese Unternehmen ein CNPJ-Konto haben. Dieser Vorgang muss, sofern er abgeschlossen wurde, mittels Steuerüberweisungsbescheid durchgeführt werden. Wie bei SNGPC muss die Übertragung auf folgende Weise mitgeteilt werden:

Software zur Feststellung des Originals: Sie umfasst Medizin als „Transfer“; e

Software zur Bestimmung des Zielortes: Medikamenteneintrag als „Transfer“.

Der Übertragungsvorgang muss alle in unseren XML-Vorlagen beschriebenen Informationen enthalten, die ohne Link http://portal.anvisa.gov.br/sngpc/desenvolvedores verfügbar sind , und von einem Steuerübertragungsbeleg begleitet sein.

21. Ich habe eine pharmazeutische Einrichtung zur Vermarktung von Arzneimitteln eingerichtet, die von der SNGPC veröffentlich wurde. Wie ist in diesem Fall vorzugehen?

Sobald Sie sich entscheiden, die Vermarktung dieser Arzneimittel auszusetzen, muss der Technische Manager (RT) Ihre nächsten Schritte befolgen:

I) es umfasst Bewegungen aktueller XML-Archive (virtuelles Inventar = physisches Inventar);

II) das Inventar ausdrucken;

III) Abschluss der Bestandsaufnahme, Überprüfung oder Motivation „Encerramento de Activities com Medications Controlledados da Portaria SVS/MS Nr. 344/1998“;

IV) dar ciência à vigilância sanitária local; e

V) für folgende Arzneimittelzwecke:

a) Übertragung durch ein anderes Unternehmen gemäß den Anweisungen in Frage Nr. 20 des Punkts „Funktionalitäten von SNGPC“; Oder

b) Führen Sie eine lokale Gesundheitsüberwachung durch, um eine ordnungsgemäße Verwendung zu gewährleisten.

22. Wo ist das Digital Writing Certificate (CED)?

Aus der Akte mit RDC Nr. 22/2014, lautete: „Von der SNGPC ausgestelltes Dokument, gemäß der Bescheinigung, dass es von einer zuständigen Sanitätsbehörde beauftragt wurde, dass die Einrichtung für die Durchführung einer Sanitätsschrift zuständig ist". Das CED ist im Menü – Relatórios (seitliche Seite des Computertelefons) verfügbar.

23. Wo ist das Regular Transmission Certificate (CTR)?

In der Demokratischen Republik Kongo-Vereinbarung Nr. 22/2014 heißt es: „Ergänzende Dokumente, die von den Gesundheitsbehörden und denen, die sie an Bauernhöfe und Drogerien verteilen, angefordert werden können, werden durch diese Entscheidung mit der Finalisierung der Regelmäßigkeit der elektronischen Übermittlung für Kinder entfernt."

Hierbei handelt es sich um ein Dokument, das Gegenstand von Informationen über die landwirtschaftliche Kennzeichnung ist, die auf Papier mit elektronischer Schrift Nr. SNGPC vorliegt. Dieses Dokument kann von Technical Responsibility (RT) auf der SNGPC-Seite im Menü „Beziehungen" verwaltet werden. Um zertifiziert oder zertifiziert zu werden, muss die pharmazeutische Einrichtung alle aufgeführten Anforderungen erfüllen:

1. Der Bestand wird innerhalb von 30 Tagen bestätigt;

2. Wir haben vier (4) validierte XML-Dateien gesendet und unsere letzten 30 Tage erhalten, oder was auch immer unserer Anfrage entspricht, es wurde zumindest alle 7 Tage gesendet; e

3. Das Enddatum des letzten informierten Verbringungszeitraums wird validiert und muss innerhalb von 10 Tagen nach den zertifizierten Daten bestätigt werden.

Das Zertifikat ist 30 Tage gültig. In diesem Zeitraum ist es nicht möglich, ein neues Zertifikat zu erstellen. Jeder CTR verfügt über einen Authentifizierungscode, der ohne Quittung bestätigt werden kann: http://sngpc.anvisa.gov.br/CTR/internet/ConsultarCertificadoInternet.aspx

24. O RT meines Unternehmens kreisen die Aktivitäten ein, schließen die Bestandsaufnahme aber nicht ab. O que devo fazer?

Wenn die technische Verantwortung (RT) nicht abgeschlossen ist, wird die Bestandsaufnahme automatisch abgeschlossen.

In der aktuellen Version des SNGPC-Systems oder RT gibt es zwei Optionen zum Generieren des neuen Inventars: Sie können ein XML-Inventar erstellen, wenn Sie das letzte Inventar wiederherstellen möchten, oder Sie können ein tatsächliches Inventar im Farmsystem erstellen und möchten Habe den SNGPC.

25. Wie erkennen wir, was dazu führt, dass unser System instabil wird?

Diese im Folgenden beschriebenen Fehler sind auf die Instabilität des SNGPC zurückzuführen, die im Allgemeinen mit der großen Anzahl gleichzeitiger Zugriffe zusammenhängt:

a) Wenn die technische Antwort (RT) an Ihre E-Mail-Adresse und Ihren Zugriff auf SNGPC gesendet wird, werden die folgenden Meldungen angezeigt: Zeitüberschreitung, Dienst nicht verfügbar, HTTP 500, Oracle-Fehler, E-Mail-Feld und erforderlicher Dienst;

Diese Meldungen zeigen, dass eine Systeminstabilität vorliegt, dass es gestört ist und dass die Orientierung zu einem anderen Zeitpunkt erneut versucht, darauf zuzugreifen.

b) Wenn die RT-Nummer per E-Mail gesendet und für den Zugriff auf den SNGPC gesendet wird, erscheint die Meldung „CPF XXXXXXXXXX kann vom SNGPC nicht aufgerufen werden".

Diese Meldung bedeutet, dass eine Korrektur für die Bestandsüberprüfung im Zusammenhang mit der RT-Referenz erforderlich ist. Da dies bei RT der Fall ist, müssen Sie die Anvisa von mir im Central Attendance Center kontaktieren.

c) Wenn der RT eine E-Mail sendet und auf den SNGPC zugreift, erscheint die Meldung „Der Zugriff auf den SNGPC ist für Geschäfte mit CNAE gestattet." Wir stellen sicher, dass der CNAE seiner Kennzeichnung nicht in seiner Kategorie enthalten ist."

Bitte beachten Sie, dass der CNAE korrekt katasteriert ist und dies eine Warnung zu sein scheint, die auf Instabilität hinweist.

26. Wie können wir unsere Fälle von Inkonsistenz erkennen und was tun?

Wenn RT einen Arquivo-Anspruch für eine Registrierungsnummer (kein Industriedrogen-Fall) oder einen DCB (kein insumierbarer Fall) anfordert, wird dieser auf der Grundlage der ANVISA-Daten nicht korrekt wiederhergestellt, was als Inkonsistenz bezeichnet wird.

O RT muss eine Digitalisierung erteilen und diese gegebenenfalls über den Abhörkanal „Fale conosco“ informieren: http://portal.anvisa.gov.br/fale-conosco

Im Falle einer Bestätigung der Unstimmigkeit muss nach Mitteilung durch die ANVISA-Partei oder sogar das angeforderte Archiv zurückgesandt werden, vorbehaltlich der Anweisung der Agentur.

Unsere Fälle sind, dass wir nicht glauben, dass es möglich ist, die Eingabe dieser Produkte zu einem früheren Zeitpunkt zu informieren (weil es sich um eine Inkonsistenz handelt) und dies nicht getan hat, oder wir haben uns auf die Beziehung zu diesem Fall berufen und eine schriftliche Stellungnahme zu diesem Zeitpunkt eingereicht , após isso escriturar da neue Eingaben normalerweise kein SNGPC. In diesem Fall ist es notwendig, die Bestandsaufnahme abzuschließen, die referenzierten Produkte müssen über die neue Bestandsaufnahme informiert werden, die von der SNGPC angefordert werden soll. Gemäß Artikel 14 des RDC 22/2014 gibt es keinen Fall von Inkonsistenz, oder RT muss:

Kunst. 14. Die technische Verantwortung des Pharmaunternehmens muss bei Unstimmigkeiten in Bezug auf Medikamente und im Fall von Pharmaunternehmen, deren Betrieb außerhalb des SNGPC möglich ist, gemeldet werden.

§ 1° Wenn Sie eine Inkonsistenz haben, die aus Gründen oder Wunsch einer XML-Datei besteht, werden die Bewegungen dieser Inkonsistenz in keinem informatisierten System zur Estabelecimento para Controle und Fiskalisierung durch die Autoridade Sanitária geschrieben.

§ 2° Es wurde eine Inkonsistenz korrigiert, die die XML-Datei behinderte oder beneidete, da die Bewegungen dazu bestimmt waren, im SNGPC geschrieben zu werden.

27. Ich beziehe mich auf die Beziehung, die ich nicht gesehen habe, aber es ist so, dass das Los nicht gefunden wurde. O que devo fazer?

Wenn Sie eine Meldung erhalten: „...die Charge (Chargennummer) der Registrierungsnummer (Registro-Nummer) des Produkts wurde ohne Erstinventur oder Eingabeübertragungen nicht gefunden“, muss die technische Verantwortung (RT) überprüft werden, wenn die Chargennummer vorhanden ist Erhalten Was ist der Versuch, dies zu tun, obwohl wir kein Inventar haben. Wir weisen darauf hin, dass sich die „ABC"-Charge in Ihrem System von der „ABC"-Charge unterscheidet. Diese möglicherweise vorhandenen Leerzeichen vor oder nach der Chargennummer werden als Zeichen des Systems interpretiert. In diesem Fall, in dem RT feststellt, dass es auf unbestimmte Zeit Leerzeichen gibt, wird angewiesen, dass die Bestandsaufnahme abgeschlossen und als neu bestätigt wird, aber es gibt eine große Anzahl von Elementen, die das System ändern, so dass dies nicht der Fall ist, die Leerzeichen jedoch nicht existieren, aber sie existieren noch nicht.

28. Können Sie fragmentierte Medikamente schreiben?

In Version 2.0 von SNGPC berücksichtigen wir unsere französischen antimikrobiellen Medikamente nicht. Das Schreiben von Medikamenten (die auch als Teile registriert sind) muss an kein Informationssystem für die Einrichtung gesendet werden, ist jedoch nicht vom SNGPC über die XML-Datei erforderlich.

Es ist notwendig, die Registrierung Ihres internen Betriebsprogramms, die Einreisedokumente (Steuerbescheinigungen) und die Quittungen (ärztliche Quittungen) für Steuerzwecke vor Ort aufzubewahren.

29. Enviei relatório contendo medicamentos comclasse terapêutica errada. Wo soll ich es korrigieren?

Um die Einführung jedes neuen Arzneimittels zu informieren, wurde in der XML-Archivierung die Art des Arzneimittels, die antimikrobielle Wirkung oder das entsprechende Kontrollthema (Portaria SVS/MS Nr. 344/1998) festgelegt. Bei fehlerhaften Angaben zur Heilmittelklasse kann es gelegentlich zu Problemen bei der Validierung von nachgereichten XML-Dateien kommen, da die Validierung der Belegvalidierungsdaten von früheren Medikamentengruppen abweicht. Assim, dieses Medikament unterliegt einer Informationskontrolle (bei der Eingabe), da es an ein antimikrobielles Mittel gesendet wird, das durch die Daten nach 10 Tagen der Verschreibung bestätigt wird und nicht vom System geliefert wird.

Eine Meldung unten weist auf einen möglichen Fehler in den Therapieklasseninformationen hin:

MEDIKAMENT - EINGABE: Das Einfügen einer separaten Therapieklasse für Medizin (1.1111.1111.111-1 - BBBBBBBB) ist nicht möglich.

Das Verfahren wird bei der Digitalisierung einer fehlerhaften Therapieklasse übernommen und bei der Bestandsanpassung abgeschlossen. Der technische Manager (RT) muss außerdem sicherstellen, dass der technische Support Ihres Computersystems die Konfiguration des therapeutischen Klassenpads gemäß dem unten genannten Padrão Publicado No Link überprüft.

Kapitel 6

VigiMed

Marcello Henrique Araujo Da Silva
Gabriel Labre do Nascimento

Das VigiMed-System wird von der Anvisa para cidadãos, Gesundheitsfachkräften, Arzneimittelregistratoren und Krankenhaussponsoren zur Verfügung gestellt, die Verdacht auf unerwünschte Ereignisse im Zusammenhang mit Medikamenten und Impfstoffen haben.

Seit 2018 hat kein Brasilien Meldungen über unerwünschte Ereignisse im Zusammenhang mit Medikamenten und Impfstoffen erhalten. Zunächst sind das Cidadão e Profissional de Saúde (eReporting) und das VISAS- und Servicemodul (VigiFlow) verfügbar. Der 2020 erschienene Film ist im Business-Modul (eReporting Industry) verfügbar.

Unsere VigiMed-Unternehmen können international mit den E2B-Leitlinien zu ICH operieren, wobei Geschäftsbedingungen wie MedDRA (Medical Dictionary for Regulatory Activities – Dicionário Médico para Atividades Regulatórias) und WHODRUG (Dicionário de Medicamentos da OMS) die Einbeziehung zusätzlicher ermöglichen Informationen im Anhang, es handelt sich um eine bestehende Plattform, die jedoch für unsere Nutzer nicht üblich ist.

Wenn Sie möchten, dass VigiMed-Datenbanken VigiMed-Datenbanken speisen, die in die Gesamtdatenbank der Farmacovigilance-Datenbanken der WHO (Vigibase) integriert sind oder Hilfsquellen für die Überwachung der Sicherheit der in Brasilien verwendeten Medikamente darstellen, ist dies möglich, oder wir verwenden dafür Analyseplattformen. Erkennung qualitativer und quantitativer Sünden, frente aos dados nacionales und globalis.

Den VigiMed-Unternehmen stehen zwei Schnittstellen zur Verfügung, die entsprechend den Kriterien des Unternehmens verwendet werden können: eine für die manuelle Eingabe der Meldungen in die folgende Formel oder Padrão ICH E2B und außerdem für den Import der XML-E2B-Datei. Gleichzeitig kann der medizinische Registrar die Anvisa über schwerwiegende unerwünschte Ereignisse informieren, in der

Hoffnung oder versehentlich, dass sie an ihren Medikamenten und Impfstoffen beteiligt sind, gemäß der vorherigen Resolution der Diretoria Colegiada – DRC Nr. 406/2020.

Nein, Brasilien, mit der Veröffentlichung der Resolução de Diretoria Colegiada da Agência Nacional de Vigilância do Sanitária (Anvisa) RDC Nr. 36, vom 25. Juli 2013, wurde eine Entscheidung über die Núcleos de Segurança do Paciente (NSP) für unsere Sicherheitsdienste getroffen . Zu den Kompetenzen des NSP gehört die Analyse von Vorfällen, die von der Erbringung der Dienstleistung abweichen und deren Benachrichtigung durch das National Health Vigilance System (SNVS) übernimmt. Definieren Sie einen Vorfall als „Ereignis oder Umstand, der dazu führen könnte oder führt, dass keine Notwendigkeit für die Sicherheit besteht", und sagen Sie „Unglücksereignis", das ihn verursacht.

Wie kann ich VigiMed Companies nutzen?

- Arzneimittelregistratoren – DRM;
- Patrocinadores de Ensaios Clínicos.

Um Zugang zu VigiMed Companies zu beantragen, müssen Sie auf die Formulário do Edital de Chamamento Nr. 13/2020 antworten. Wenn Sie die Kunden- und Benutzerdaten des Unternehmens aktualisieren und die Verantwortung von Farmacovigilância und seinem Stellvertreter ändern, müssen Sie ebenfalls dazu aufgefordert werden, indem Sie das neue Edital-Formular anfordern. Alle Änderungen am VigiMed-System werden Ihnen innerhalb von 15 Tagen per E-Mail mitgeteilt. Sollten Sie in diesem Fall keine Mitteilung erhalten, kontaktieren Sie uns bitte per E-Mail vigimed@anvisa.gov.br.

Devem Ser-Benachrichtigungen, alle Fälle von unerwünschten Ereignissen, gemäß RDC Nr. 406/2020 (Art. 30):

Kunst. 30. Alle schwerwiegenden unerwünschten Ereignisse (esperados und inesperados), die in spontaner oder angeforderter Form gemeldet werden, im nationalen Hoheitsgebiet gemeldet werden, müssen über das auf der Anvisa verfügbare elektronische

Meldesystem gemeldet werden. 15) In den nächsten Tagen, mit Empfangsdaten und mit der Korrespondenz in Zusammenhang stehenden Informationen.

§ 1° In Fällen unwirksamer Therapien, die eine Lebensgefahr darstellen, müssen sie vom Próprio Detentor de Registro de Medicamento genehmigt werden, ebenso wie alle Fälle im Zusammenhang mit Impfstoffen und Verhütungsmitteln, die ohne vorherige Genehmigung gemäß diesem Artikel gemeldet werden müssen.

§ 2° Diese ergänzenden Daten beziehen sich auf die Entwicklung der Fälle, in denen dieser Artikel durch das auf der Anvisa verfügbare elektronische Benachrichtigungssystem in der in diesem Artikel definierten Form mitgeteilt wird.

§ 3° Bitte beachten Sie, dass diese zusätzlichen Informationen bei Bedarf für seguimento, Priorisierung aus schwerwiegenden und unvorhergesehenen Gründen, aus schwerwiegenden und unvorhergesehenen Gründen mitgeteilt werden.

§ 4° Wir beziehen uns nicht auf diejenigen, die sich auf Mitteilungen beziehen, dass diese Transaktion nicht auf Antrag der zuständigen Gesundheitsbehörde storniert wurde.

§ 5° Der Arzneimittelregistrator muss einen Manager des elektronischen Benachrichtigungssystems benennen, das Anvisa zur Verfügung steht und der für die Verwaltung seines Zugangs verantwortlich ist.

Unter Berücksichtigung dieser oben genannten Kriterien sind die Mitteilungen der Segurança über Einzelfälle gemäß Art. 29 sind dies alles zulässige Fälle, die von VigiMed-Unternehmen eingereicht werden können. Unten:

Kunst. 29. Wir sind nicht bei der Bank of Pharmacovigilância dos Detentores de Registro de Medicamento als Informações de segurança de casos individualais registriert, da wir nicht bestätigt werden, relativas a:

Verdacht auf unerwünschte Arzneimittelwirkungen;

I – Verdacht auf unerwünschte Arzneimittelwirkungen;

II – Ineffektive Therapie, ganz oder teilweise;

III – Medizinische Wechselwirkungen;

IV – Überdosierung von Medikamenten;

V – Drogenmissbrauch;

VI – Medikationsfehler;

VII – Off-Label-Verwendung von Arzneimitteln;

VIII – Medikamentenexposition während der Schwangerschaft/Stillzeit;

IX – Unerwünschte Ereignisse aufgrund schlechter Qualität; e

X - Es wird festgestellt, dass dies der Fall ist.

Aufmerksamkeit! NÃO GRAVES- *Fälle werden zur Bearbeitung in Relatório Periodicals von Avaliação Benefício-Risco registriert (Art. 31).*

Kunst. 31. Da demais notificações não in Betracht gezogen wurde, ist kein Art. 30 Tage lang wurde über das Relatório Periodico de Avaliação Benefício-Risco nachgedacht, einschließlich dieser Fälle von Literatur.

Bevor das VigiMed-System vollständig implementiert ist, nutzen wir das NOTIVISA-System (Abbildung 2).

Abbildung 2 – Bild der NOTIVISA-Systemeingabe.

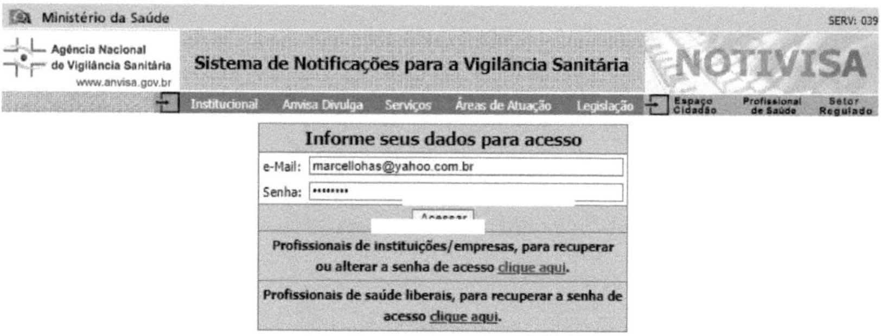

O NOTIVISA nutzt die wichtigsten Benachrichtigungssysteme (Abbildung 3):

- Nebenwirkungen von Medikamenten;
- Pesquisa Clinica;
- Artigo medico-hospitalar (ortopedische Implantate und Outros);

- *In-vitro-* Diagnose-Reagenzkit ;
- Kosmetika, Hygieneprodukte, Seife oder Parfüm;
- Verwendung von Sangue oder Componente;
- Saneantes;
- Agrotoxisch.

Variationen dieser Städte sind bereits aktualisiert, sodass Benachrichtigungen direkt an das VigiMed-System gesendet werden. Ein großes Beispiel ist die Meldung unerwünschter Arzneimittelwirkungen in allen Staatsgebieten (Abb. 3).

Abbildung 3 – Startseite des NOTIVISA-Systems.

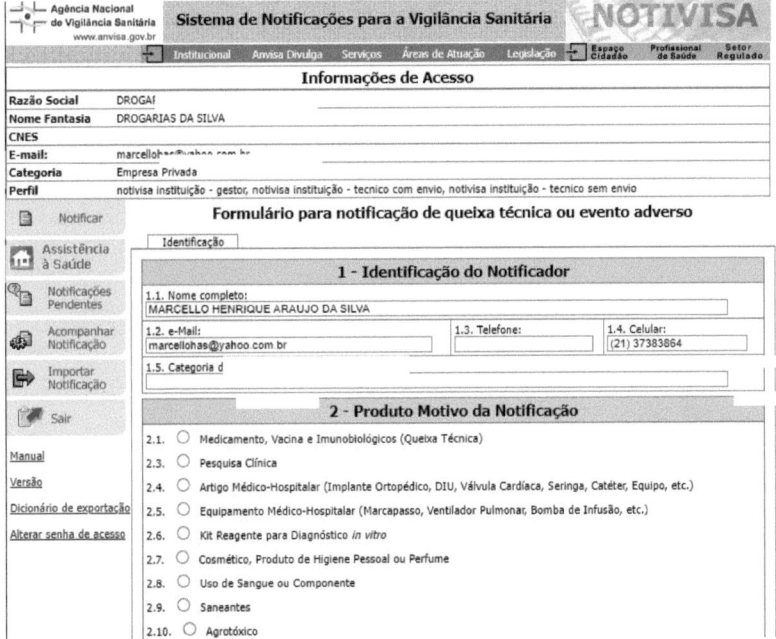

Das VigiMed-System ist in Blöcke unterteilt: Benachrichtigung über unerwünschte Ereignisse oder von den Gegenparteien zusammengestellte Ereignisse. Derzeit kann Ihr Kunde ein Problem an unser System melden, das der pharmazeutischen Industrie und dem professionellen Sektor des Saúde-Bereichs angehört (Abbildung 4).

Qualquero Adverso könnte auf der Website des Bundesgouverneurs (https://primaryreporting.who-umc.org/BR) eingesehen werden.

Diese Meldungen wurden anschließend von ANVISA-Teams mit verschiedenen Untersuchungsmethoden analysiert und die Ergebnisse auf der VigiMed-Plattform veröffentlicht. Was unsere Analysen von Kindern betrifft, haben wir eine praktische Demonstration, wie wir unsere durch ein Medikament verursachten Nebenwirkungen oder unerwünschten Ereignisse analysieren können. Kein Beispiel, destaco als Mitteilungen über die Verwendung von Loratadina (Antihistaminikum) in den Abbildungen 5, 6 und 7.

Abbildung 4 – Erste Seite der Benachrichtigung über unerwünschte Ereignisse, die durch Medikamente und Impfstoffe verursacht werden.

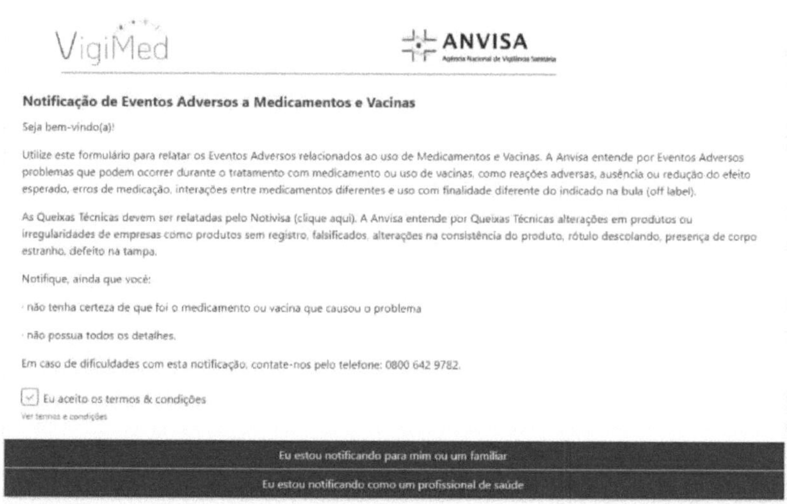
VigiMed
ANVISA
Notificação de Eventos Adversos a Medicamentos e Vacinas
Seja bem-vindo(a)!
Utilize este formulário para relatar os Eventos Adversos relacionados ao uso de Medicamentos e Vacinas. A Anvisa entende por Eventos Adversos problemas que podem ocorrer durante o tratamento com medicamento ou uso de vacinas, como reações adversas, ausência ou redução do efeito esperado, erros de medicação, interações entre medicamentos diferentes e uso com finalidade diferente do indicado na bula (off label).
As Queixas Técnicas devem ser relatadas pelo Notivisa (clique aqui). A Anvisa entende por Queixas Técnicas alterações em produtos ou irregularidades de empresas como produtos sem registro, falsificados, alterações na consistência do produto, rótulo descolando, presença de corpo estranho, defeito na tampa.
Notifique, ainda que você:
· não tenha certeza de que foi o medicamento ou vacina que causou o problema
· não possua todos os detalhes.
Em caso de dificuldades com esta notificação, contate-nos pelo telefone: 0800 642 9782.
Eu aceito os termos & condições
Ver termos e condições
Eu estou notificando para mim ou um familiar
Eu estou notificando como um profissional de saúde

Abbildung 5 – Startseite des VigiMed-Systems

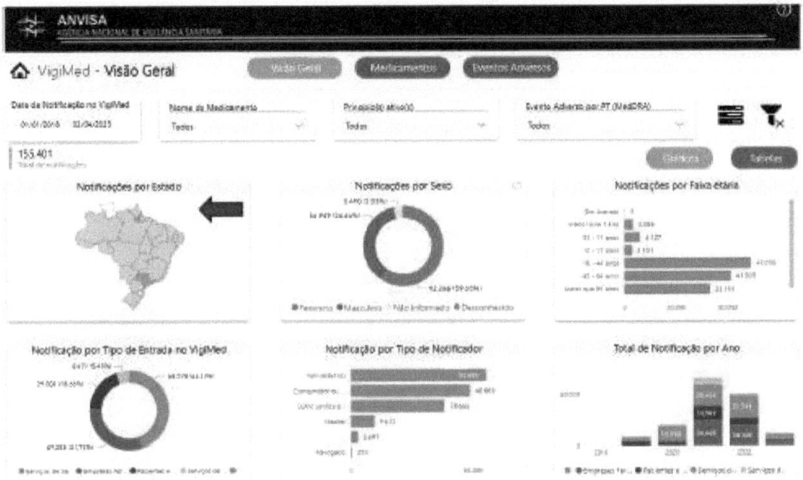

Legende: Dies ist die Gesamtzahl der vom VigiMed-System gemeldeten Fälle unerwünschter Ereignisse.

Abbildung 6 – Kein VigiMed-System wählt die Hauptquelle von Loratadina aus.

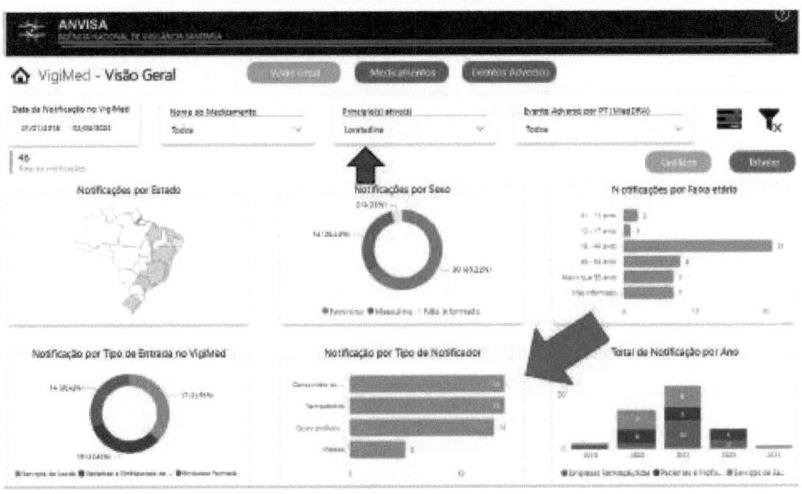

Legende: Seta Azul Nome Do Principal Ativo Selecionado Para A Pequisa. Dies zeigt, dass Sie Ihre Gegner benachrichtigt haben.

Abbildung 7 – Die Bekanntgabe des Handelsnamens des Arzneimittels ist für alle unerwünschten Ereignisse verantwortlich.

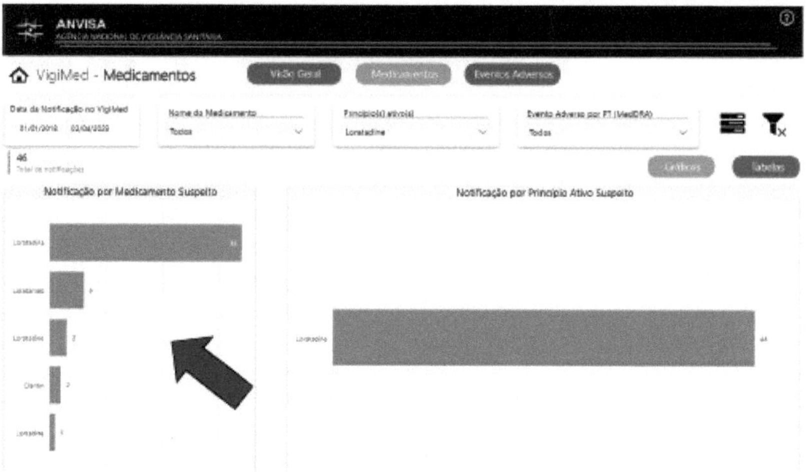

Legende: In blauer Schrift wird der Name der verkauften Produkte vom VigiMed-System gemeldet.

Kapitel 7

E-SUS

Marcello Henrique Araujo Da Silva
Gabriel Labre do Nascimento

Es gibt vier Benutzerlizenzen ohne e-SUS-Benachrichtigung: Autocadastro, Gestor Municipal, Gestor Estadual und Gestor Federal. Um Ihre Leistung in jedem hierarchischen Formularsystem, dem Autocadastro-Profil oder dem Eingabeprofil für jeden Benutzer zu ermöglichen, wird automatisch entsprechend der Eingabe oder Verwendung des gov.br darauf zugegriffen. Aus anderen Gründen erfordert Ihre Gestor-Leistung die Genehmigung eines externen Gestors auf derselben oder einer höheren Ebene, je nach Ihrem Standortbereich.

Dementsprechend können kommunale Maßnahmen andere kommunale Maßnahmen in ihren jeweiligen Gemeinden ermöglichen. Auf diese Weise werden die Gesten aktiviert und andere Gesten dürfen nicht entfernt werden.

Dies bezieht sich nicht auf die möglichen Aktionen der einzelnen Profile oder auf die eingeschränkten Zugriffsmöglichkeiten von Autocadastro in Bezug auf die Gestore-Leistungen. Außerdem ist es dem Autocadastro-Profil gestattet, Benachrichtigungen zu erstellen, anzuzeigen und zu bearbeiten, wenn Benachrichtigungen angezeigt werden, die von Ihrem Konto ausgeführt werden. Da diese Genehmigungen vom Autocadastro-Profil veröffentlicht wurden: gemeldete individuelle Identifikationsdaten, klinische Daten und Untersuchungsergebnisdaten. Es ist Ihnen jedoch nicht gestattet, diese Benachrichtigung zu nutzen, obwohl sie in Ihrer Registrierung registriert wurde.

Unsere Kommunalverwalter, Landesverwalter und Bundesverwalter sind für diese Maßnahmen ohne System verantwortlich, der Unterschied besteht jedoch darin, dass sie keinen Zugriff auf Benachrichtigungen über ihr Abschiebungsgebiet haben. Beispielsweise ist es Ihnen gestattet, kommunale Mitteilungen zu registrieren, einige Mitteilungen Ihrer Gemeinde sowie Mitteilungen einzelner Einwohner Ihrer örtlichen Behörden zu bearbeiten und beizufügen. Darüber hinaus kann dieses Profil ein Profil des Gemeindeverwalters für andere Benutzer aktivieren, die in ihren Gemeinden arbeiten. Eine Mesma-Logik-Anwendung für die Perfis von Gestor.

- Profilgenehmigungs- und Wartungsabläufe

Mit dem exklusiven Zugriff über gov.br kann das Autocadastro-Profil automatisch für die Registrierungsdigitalisierung freigegeben werden. Die e-SUS-Benachrichtigung enthält einen Antrag auf Genehmigung der Benutzer durch den Gestor. Ist dies nicht der Fall, verfügt jede Kommune über eigene kommunale Dienstleistungen, die von anderen kommunalen Dienstleistungen genehmigt, genehmigt und gesperrt werden können. Im Laufe der Zeit wurden die Gestores Stadien für ihre Stadien freigegeben oder blockiert.

Das Ferrament „Benutzerverwaltung“ ist in der Haupt-e-SUS-Benachrichtigung für Ihre Kommunal-, Landes- und Bundesverwaltung verfügbar. Es besteht jedoch die Möglichkeit, dass Sie zwei Benutzer für die verschiedenen vorhandenen Module verwenden, da diese Module nur dann verfügbar sind, wenn Sie sie verwenden. Wenn Sie Zugriff auf das Modul „Covid-19-Benachrichtigungen“ haben, können Sie unter anderem die Benutzernamen dieses Moduls anzeigen und ändern. Zusätzlich ist es notwendig, dass der Manager das spezifische Modul auswählt, das Sie verwalten möchten.

➢ Patientenidentifikationsdaten

Bitte beachten Sie, dass sich diese Beschreibungen alle auf individuelle Identifikationsdaten beziehen und benachrichtigt werden. Nesse Space, es gibt viele Texte und vordefinierte Optionen, wie wir es am meisten hören. Sie erhalten auch Signale in den vorab abgefragten Feldern.

- Tem CPF? Klicken Sie auf „Sim“, se possuir, oder „Não“, se não possuir (campo obrigatório). Wenn die Marke über die Option „Nein“ verfügt, wird diese angefordert oder mit den Lagern „Estrangeiro“, CNS (nicht obligatorischer Ort) versehen, da die Identifizierung auf dem Nationalen Kartellamt wie ein vollständiger Name erfolgen muss , das zwischen unseren Lagern „Nome Completo“ und „Data de Nascimento“ entstehen wird;
- Auswahl: Klicken Sie auf „Sim“, um eine Nationalität zu erreichen, die nicht in Brasilien liegt, oder „Não“, um eine Nationalität für Brasilien zu erreichen. Im Falle einer Marke mit „SIM“-Option werden Sie aufgefordert, die Felder „País de Origem“ und „Passaporte“ vorab auszufüllen, die unter dem Feld „Data of Nascimento“ erscheinen;
- Profissional de saúde: Klicken Sie auf „Sim“, falls Sie über Ihre professionelle Saúde informiert werden. Im umgekehrten Fall klicken Sie auf „Não“ (campo obrigatório);

- Professionelle Sicherheit: Klicken Sie auf „Sim“, falls Sie über professionelle Sicherheit verfügen. Andernfalls klicken Sie auf „Não“;
- CPF: Informieren Sie das CPF über die zu benachrichtigende Person (Feld obligatorisch, wenn das Feld „Tem CPF?“ für „Sim“ steht);
- CBO: Geben Sie den Code/den Beruf der Person an (campo obrigatório, wenn die Person aus gesundheitlichen Gründen gemeldet wurde);
- CNS: Informieren Sie den Cartão Nacional de Saúde (CNS) über die zu benachrichtigende Person;
- Vollständiger Name: Geben Sie den vollständigen Namen der zu benachrichtigenden Person an (campo obrigatório);
- Vollständiger Name meiner Person: Geben Sie den vollständigen Namen meiner Person mit Abkürzungen an (campo obrigatório, se o campo „Tem CPF?“ für igual a „Não“);
- Geburtsdaten: Angabe der Geburtsdaten der zu benachrichtigenden Person (campo obrigatório);
- Herkunftsland: Wenn es seltsam ist, geben Sie das Herkunftsland an (obligatorisches Land, wenn das Land „Estrangeiro“ für igual a „Sim“ ist);
- Reisepass: Wenn es seltsam ist, geben Sie den Reisepass der zu benachrichtigenden Person an (Pflichtfeld, wenn das Feld „Estrangeiro“ für einen „Sim“ lautet);
- Geschlecht: Geben Sie das Geschlecht der zu benachrichtigenden Person an (campo obrigatório);
- Raça/Cor: Informieren Sie einen von einer Person selbst erklärten Rasse/Cor, der benachrichtigt wird (campo obrigatório);
- Ethnische Zugehörigkeit: Angabe einer ethnischen Gruppe der zu benachrichtigenden Person (campo obrigatório, se „Raça/Cor“ für igual a „Indígena“);
- Sind Sie Mitglied oder haben Sie eine traditionelle/kommunale Bindung? Informieren Sie Ihre Person über den Verlust Ihres Gemeinschaftsstatus oder über eine nicht-traditionelle Beziehung (campo obrigatório);
- Comunidade/Povo Tradicional: Informieren Sie eine Comunidade oder einen Povo Tradicional über die zu benachrichtigende Person (campo obrigatório, se „Émbro ou povo de comunidade/povo tradicional?“ für igual a „Sim“);

- CEP: Informieren Sie den Postzustellungscode (CEP) von Logradurо über den Wohnsitz der zu benachrichtigenden Person (campo obrigatório);
- Protokollierung: Geben Sie die Art (Avenida, Straße usw.) und den vollständigen Namen des zu benachrichtigenden Wohnsitzes der Person an (campo obrigatório);
- Nummer (oder SN für „sem number"): Geben Sie die Anzahl der Protokolle des Wohnsitzes der Person an. Im Falle einer Zulassung bewerben Sie sich als SN (Pflichtfeld);
- Complemento: Angabe oder Ergänzung des Logradouro (Beispiel: Bloco B, Ap. 102 usw.) über den Wohnsitz der zu benachrichtigenden Person;
- Bairro: Geben Sie den Namen des zu meldenden Wohngebiets der Person an (campo obrigatório);
- Aufenthaltsstatus: Informieren Sie über den Status des Wohnsitzes der Person, der mitgeteilt werden soll (campo obrigatório);
- Wohnsitzgemeinde: Informieren Sie die Wohnsitzgemeinde der zu benachrichtigenden Person (campo obrigatório);
- Telefon 1: Benachrichtigen Sie das Mobiltelefon einer zu benachrichtigenden Person (Pflichtfeld);
- Telefon 2: Informieren Sie das Telefon über die Kontaktaufnahme mit der Person, wenn diese benachrichtigt wird.
- E-Mail: Informieren oder senden Sie eine E-Mail an die zu benachrichtigende Person.

➢ Lokale und Teststrategie

Im Folgenden finden Sie verschiedene Beschreibungen, die aus dem Block „Strategy and Local to Realization of Testagem" bestehen. Eine vollständige Benachrichtigungsdatei finden Sie in Abbildung 8.

Strategien: Informieren Sie sich über die spezifischen Optionen der verwendeten Covid-19-Teststrategien, unter den folgenden Alternativen (obrigatório):

- Assistive Diagnose (sintomático): Wählen Sie den Fall oder die einzelne syntomático tenha sido testado para diagnóstico assistencial;
- Arbeitsauftrag: Wählen Sie den Fall aus, bei dem der Arbeitsauftrag für eine einzelne Person realisiert wird. Wenn Sie „Busca active de assintomático" auswählen, informieren Sie einen bestimmten Vorgang (obrigatório field),

zwischen „Monitoramento de contatos“, „Investigação de surtos“, „Monitoramento de viajantes com risk de VOC“1 (quarentena) oder „Outros“. Wenn die Option „Outros“ ausgewählt ist, muss der Grund für die Aktivierung durch den Bus angegeben werden;

- Spezifische Populationssortierung: Wählen Sie den folgenden Fall aus, wenn Sie eine spezifische Populationssortierung durchführen. Wenn Sie „Triagem de população específica“ auswählen, geben Sie eine bestimmte Option (campo obrigatório) an, darunter „Trabalhadores de serviços essenciais ou strategyos“, „Profissionais de saúde“, „Gestantes e puérperas“, „Povos e comunidades tradicionais“ oder „Outros“. ” . Wenn Sie „Outros“ auswählen, müssen Sie den Grund für die Sortierung der spezifischen Grundgesamtheit angeben.
- Testort: Lieferort informieren oder testen (obrigatório-Feld), zwischen „Service de saúde (UBS, hospital, UPA etc.)“, „Local de trabalho“, „Aeroporto“, „Farmácia ou drogaria“, „Escola“, „ „Domicílio ou comunidade“ oder „Outros“. Wenn die Option „Outros“ ausgewählt ist, ist es obligatorisch, den Standort zu zerstören.

➢ Klinische und epidemiologische Studien

Nachdem wir die einzelnen Personen mit einer Strategie und einem lokalen Testbericht beauftragt haben, werden unsere Mitarbeiter in der gesamten Klinik- und Epidemiologieabteilung mit der Benachrichtigung darüber informiert, dass im Folgenden verschiedene Einzelheiten aufgeführt werden.

- Benachrichtigungsdaten: Informieren Sie über die Daten der Voranmeldung (Feld „obrigatório“);
- Sintomas: Markieren Sie die Sintomas in Bezug auf geduldige Patienten (campo obrigatório), darunter „Assintomático“, „Coriza“, „Distúrbios olfativos“, „Distúrbios gustativos“, „Dor de cabeça“, „Tosse“, „Febre“, „Dispneia“, „Dor de garganta“ oder „Outros“. Wenn eine Option für „Outros“ ausgewählt wird, wird diese abgebrochen;
- Daten vom Beginn der Symptome: Informieren Sie über die Daten vom Beginn der Symptome (campo obrigatório). In keinem Fall von assintomáticos Einzelpersonen, wenn sie behindert sind;
- Bedingungen: Markieren Sie diese Bedingungen für jede zu benachrichtigende Person zwischen „Doenças respiratórias crônicas descompensadas“, „Doenças

cardiacas crônicas", „Diabetes", „Doenças renais crônicas em estágio avantado (graus 3, 4 ou 5)" und „Imunossupressão". ", „Gestante", „Portador de doenças chromossômicas ou estado de fragilidade imunológica", „Puérpera (até 45 days do parto)", „Obesidade" oder „Outros";

- Wenn die Option für „Outros" ausgewählt wird, wird sie abgebrochen.

➢ Dados über Impfung

Bitte beachten Sie, dass sich diese Beschreibungen auf die Impfung gegen Covid-19 beziehen. Wenn der CPF der Person benachrichtigt wird und ihm RNDS-Impfinformationen vorgelegt werden, werden die Camps automatisch vorab registriert. Wenn eine Person ohne CPF-Möglichkeit benachrichtigt wurde, werden Ihre Felder automatisch als „Ignoriert" voreingestellt.

„...Es ist wichtig, dass Sie Ihre Lager automatisch ignorieren, ohne vorherige Warnung oder die Hauptverantwortung für Fälle von Covid-19..."

- Recebeu vacina covid-19? Sim, não oder ignorado;
- Dosierungen: Primeira, Segunda, Reforço oder Segunda Dose de Reforço;
- Daten zur Hauptdosis: Daten, anhand derer eine Person eine Hauptdosis erhalten hat;
- Segmentdosisdaten: Daten darüber, dass eine Person eine Segmentdosis erhält;
- Daten zur Verstärkungsdosis: Daten darüber, dass eine Person eine Verstärkungsdosis erhalten hat;
- Daten aus der zweiten Verstärkungsdosis: Daten darüber, dass eine Person eine zweite Verstärkungsdosis erhält;
- Labor, das die erste Dosis herstellt: Labor, das den Impfstoff herstellt, der auf die erste Dosis angewendet wird;
- Laborproduzent der zweiten Dosis: Laborproduzent des Impfstoffs, der auf die zweite Dosis angewendet wird;
- Laboratoriumshersteller der Reforço-Dosis: Laborproduzent des für die Reforço-Dosis verwendeten Vakuums;

- Laboratoriumsproduzent der zweiten Reforço-Dosis: Laborproduzent der Vacina, die auf die zweite Reforço-Dosis angewendet wird;
- Lote da primeira: lote da vacina aplicada na primeira dosis;
- Lote da segunda dosis: lote da vacina aplicada na segunda dosis;
- Lote de reforço dosis: Lote d'vaccine aplicada na dosis de reforço;
- Menge der zweiten Verstärkungsdosis: Menge des Impfstoffs, die auf die Verstärkungsdosis aufgetragen wird.

➢ Dados zur Behandlung von Covid-19

Gemäß den Informationen zu Impfungen gegen Covid-19 müssen Sie über die Fälle im Zusammenhang mit der Behandlung von Covid-19 informiert sein. As variáveis são presentadas a seguir.

- Recebeu antivirale Behandlung für Covid-19: Informieren Sie Ihre Patienten über recebeu antivirale Behandlung für Covid-19 (Sim/Não/Ignorado);
- Antivirale Qualität: Geben Sie den Namen des von den Patienten verwendeten antiviralen Mittels (Nirmatrevir/Ritonavir, Baricitinib oder andere) an. Geben Sie außerdem die Art des verwendeten antiviralen Mittels an;
- Daten vom Beginn der Behandlung: Geben Sie die Daten vom Beginn der Behandlung an, die sich auf den Patienten beziehen.

➢ Dados über Laboruntersuchungen

Informationen zur Behandlung von Covid-19 zufolge müssen sich Benutzer zunächst an diejenigen wenden, die sich mit Labortests befassen. Es ist möglich, pro Meldung 12 Laboruntersuchungen einzubeziehen. So vielfältig wie präsentiert:

- Art des Tests: Informieren Sie sich über die Art des Tests, der für Einzelpersonen durchgeführt wird (RT-PCR, RT-LAMP, biologischer Test – IgA, IgM, IgG oder Gesamtantikörper, Schnelltest – IgM- oder IgG-Antikörper oder Antigen-Schnelltest);

- Geprüfter Status: für jede Art des ausgewählten Tests, informieren Sie uns über die in jedem Test durchgeführte Option, z. B. „Angefordert", „Abgeschlossen", „Kostenlos" oder „Keine Anfrage" (Feld der Pflicht);
- Testdaten: Geben Sie für jeden ausgewählten Testtyp die Daten der von der Person durchgeführten Tests an. Feld erforderlich, wenn das Feld „Estado do teste" zur Auswahl als Kategorien „Coletado" oder „Concluído" dient;
- Ergebnis: Geben Sie das/die Ergebnis(se) des/der durchgeführten Tests einzeln an, zwischen „Não Detectável/Não Reagente", „Detectável/Reagente" oder „Inconclusivo ou Indeterminado/Inválido", abhängig von der Art des Tests. Feld erhalten, wenn „Estado do teste" für die Markierung als „Concluído" steht;
- Charge: Geben Sie bei „Testtyp" die Chargennummer für „Antigen-Schnelltest" an.
- Hersteller: Geben Sie bei „Testtyp" den Namen des Herstellers für „Teste rapido antígeno" (campo obrigatório) an.

➢ Benachrichtigung über Nebenwirkungen nach der Impfung

Zusätzliche Impfungen oder Immunisierungsmaßnahmen (ESAVI) müssen von einem Arzt durchgeführt werden, der nach der Impfung einen ursächlichen Zusammenhang mit der Verwendung einer Impfung oder anderen Immunglobulinen und anderen Immunglobulinen hat). Bei einem ESAVI kann es sich um ein Ereignis handeln, das unerwünscht oder nicht beabsichtigt ist, sei es ein anormaler Zustand, ein Anomalie, eine Störung oder ein Laborfehler. Passive Ereignisse sind für Impfungen verantwortlich, wenn sie auf der Tatsache beruhen, dass sie geimpft wurden.

Sie können unerwartet oder hoffnungsvoll sein, neigen dazu, die Natur und die Merkmale der Immunbiologie zu erkennen, obwohl sie sich bereits der gesammelten Erfahrung bewusst sind. Zu den Ereignissen, auf die wir hoffen, gehören einige relativ häufige Ereignisse wie Fieber oder lokale Ödeme, aber auch schwerwiegende Ereignisse wie Fieberkrämpfe, hipotonisch-hiporreaktive Episoden, Anaphylaxie usw.

Unerwartete Ereignisse wurden bisher nicht festgestellt, es wurden jedoch kürzlich Impfstoffe eingesetzt. Obwohl viele Ereignisse vorübergehend damit verbunden sind, sind sie nicht auf Impfstoffe anwendbar. Wenn also ein Problem vorliegt, ist eine sorgfältige Untersuchung erforderlich, bei der eine Differenzialdiagnose und eine mögliche Behandlung sowie eine angemessene Klassifizierung der Kausalität berücksichtigt werden.

Das Nationale Impfprogramm überwacht das Auftreten von ESAVI-Ereignissen und wird an die National Health Surveillance Agency (Anvisa) gesendet. Ereignisse, die durch Impfungen abgedeckt sind, die vom Nationalen Immunisierungsprogramm (PNI) angeboten werden, werden von einem Gesundheitsexperten, der in dieses Land kommt und diese Kinder zum PNI-Programm schickt, direkt an ein Programm gemeldet.

Für das Informationsregister, das Melde-/Untersuchungsformular und die ESAVI-Fallerkennung muss die Meldung korrekt erfolgen. Das Informationssystem, das vom Nationalen Immunisierungsprogramm zur Überwachung von Ereignissen nach der Impfung verwendet wird, ist e-SUS-gemeldet. Ein professioneller Dienst kann ESAVI direkt in unserem System benachrichtigen, da ein vorläufiger Kataster für die Regierungsebene erforderlich ist.

Bevor ein ESAVI-Verdacht vorliegt, muss ein auf den Patienten wartender Sicherheitsexperte eine erste Einstufung vornehmen, nämlich nach der Geburt, im schlimmsten Fall (EAG) oder im schlimmsten Fall (EANG) oder auch im Falle eines Impffehlers (EI). . In diesem Fall handelt es sich nicht um ein schwerwiegendes Ereignis. Das Melde- und Untersuchungsformular wurde vorbereitet und in die e-SUS-Benachrichtigung aufgenommen. Es besteht kein Bedarf für eine Untersuchung, die über die „Surtos"-Situationen von ESAVI hinausgeht.

São erwägt ESAVI schwerwiegendes klinisch relevantes Quaquer-Ereignis, das:

- Erfordert einen Krankenhausaufenthalt.
- Vielleicht sind Sie geduldig, oder Sie wissen, dass Sie ein Todesrisiko eingehen müssen und sofort in die Klinik eingreifen müssen, um sich um ihn zu kümmern.
- Zu erheblichen Funktionsstörungen und/oder dauerhafter Arbeitsunfähigkeit führen.
- Dies führt zu einer angeborenen Anomalie.
- Anlass o óbito.

Im Falle einer Verschlimmerung oder wenn ein unerwünschtes Ereignis als EAG eingestuft wird, muss dies sofort oder innerhalb von 24 Stunden (oder per Telefon, E-Mail, WhatsApp) gemeldet und in die e-SUS Notifica eingefügt werden. Da das Internet nicht verfügbar ist, muss die EAG den kommunalen Impfkoordinatoren mitgeteilt werden, was der Regionalregierung von Saúde mitgeteilt wird, die wiederum den Staatssekretären von Saúde mitgeteilt wird, die übrigens dem PNI/ mitgeteilt wird. SVS/MS.

Alle hier beschriebenen Prozesse und die Benachrichtigungsmethode eines Gegners sind in den Abbildungen 8, 9, 10, 11, 12, 13, 14 und 15 zu finden.

Abbildung 8 – Ursprünglicher Text der e-Sus Notifica.

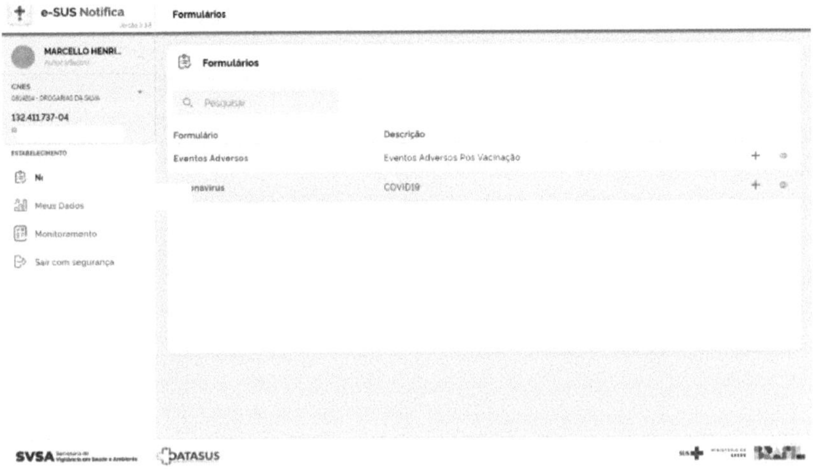

Abbildung 9 – Benachrichtigung über unerwünschte Ereignisse nach der Impfung.

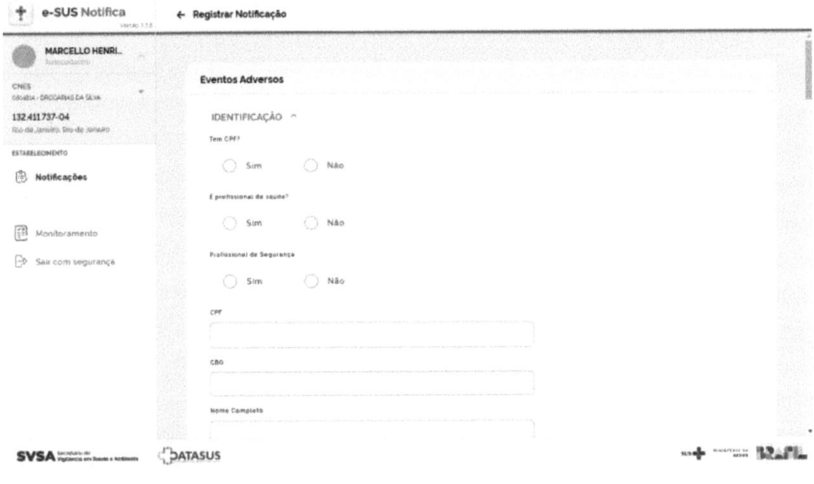

Abbildung 10 – Benachrichtigung über unerwünschte Ereignisse im Zusammenhang mit Geschlecht und Rasse.

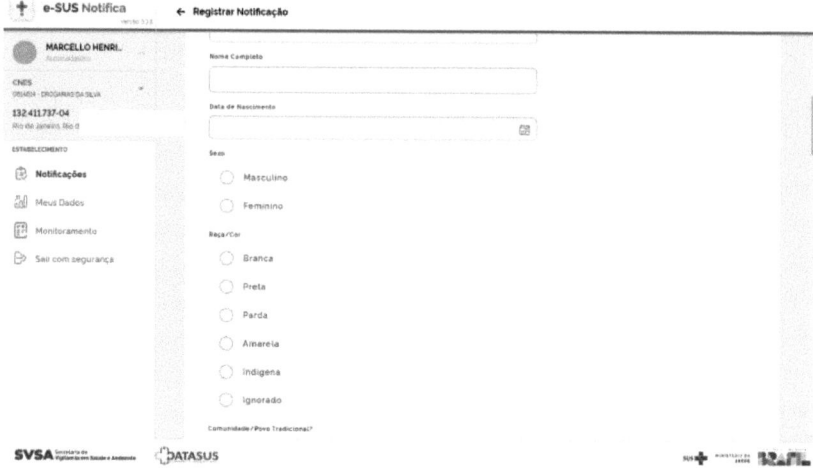

Abbildung 11 – Benachrichtigung über unerwünschte Ereignisse im Zusammenhang mit Impfungen und Patientenempfang.

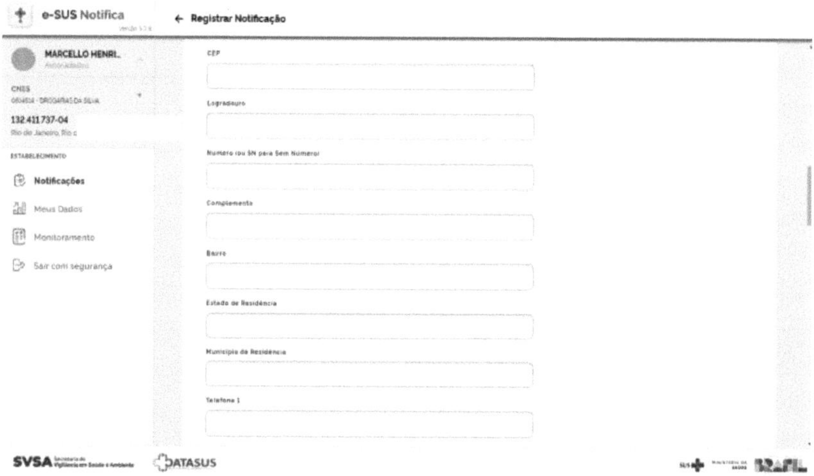

Abbildung 12 – Benachrichtigung über unerwünschte Ereignisse anhand der Impfdaten und der Qualität des verwendeten immunbiologischen Typs.

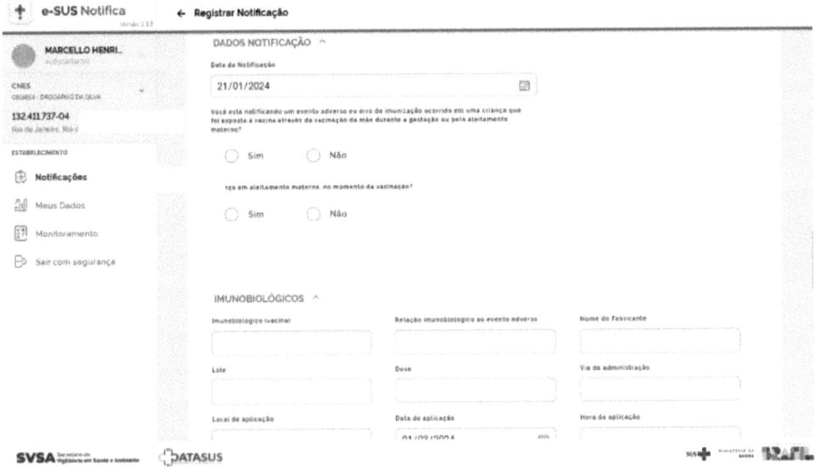

Abbildung 13 – Dies ist die Benachrichtigung über aufgetretene unerwünschte Ereignisse und die Art des unerwünschten Ereignisses.

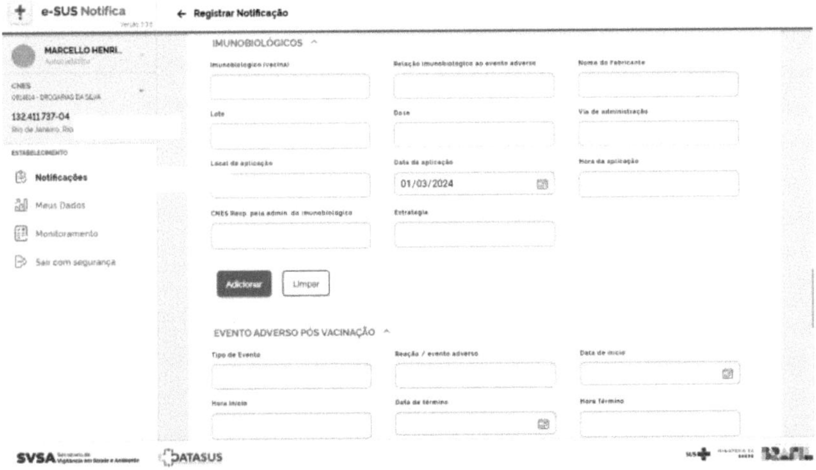

Abbildung 14 – Opção decrita para ofissional de área da saúde in Bezug auf die Symptome des Patienten.

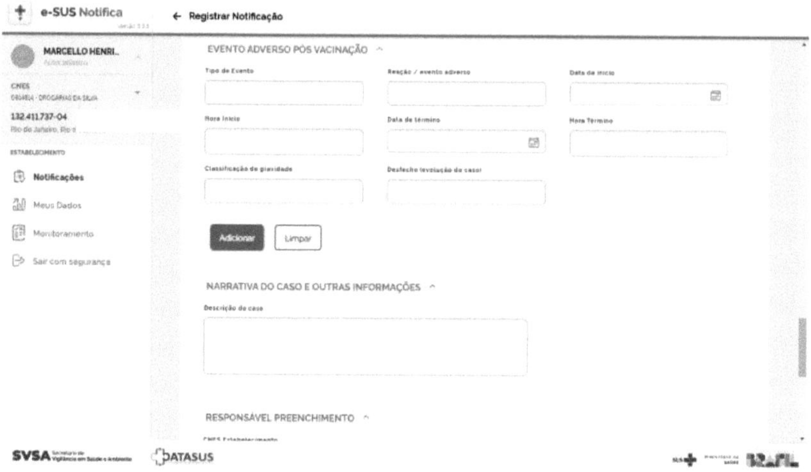

Abbildung 15 – Endgültige Meldung über unerwünschte Auswirkungen von Impfstoffen.

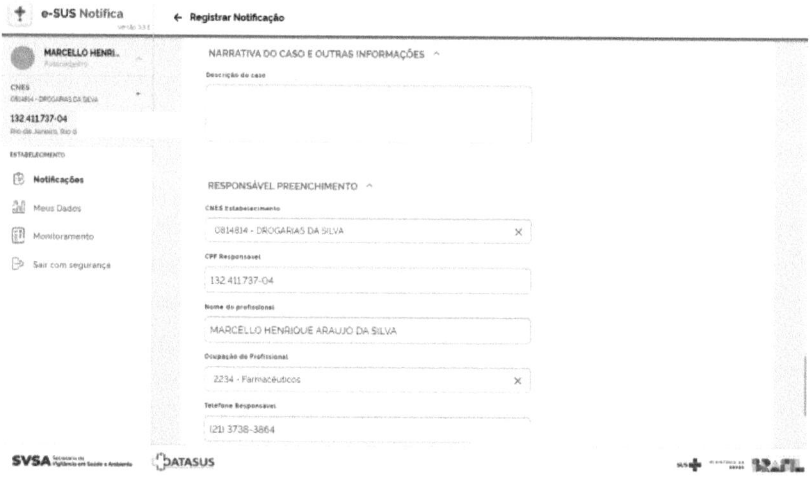

- Benachrichtigungen über Covid-19-Fälle

Wenn dem Thema Fälle von Covid-19 gemeldet werden, diskutieren wir das Thema im selben Kapitel, aber es gibt eine schnelle Richtung, die gemeldet werden muss.

Abbildung 16 – Erstmeldung von e-SUS-Fällen von Covid-19

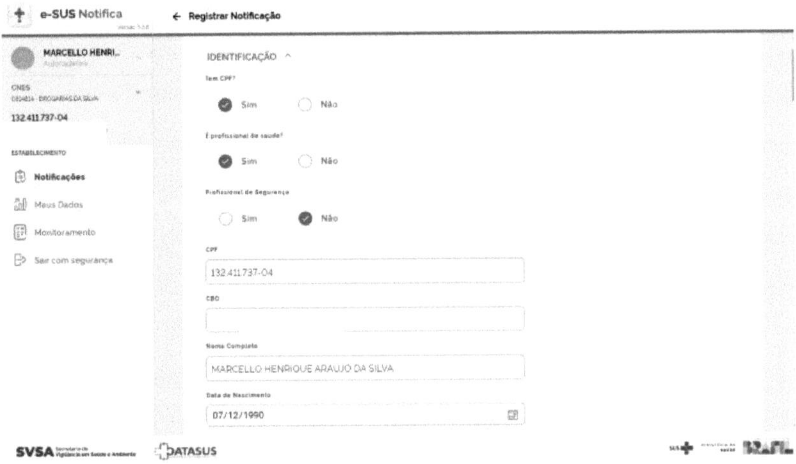

Abbildung 17 – Fälle von Covid-19 mit Geschlecht und Rassenbedingungen.

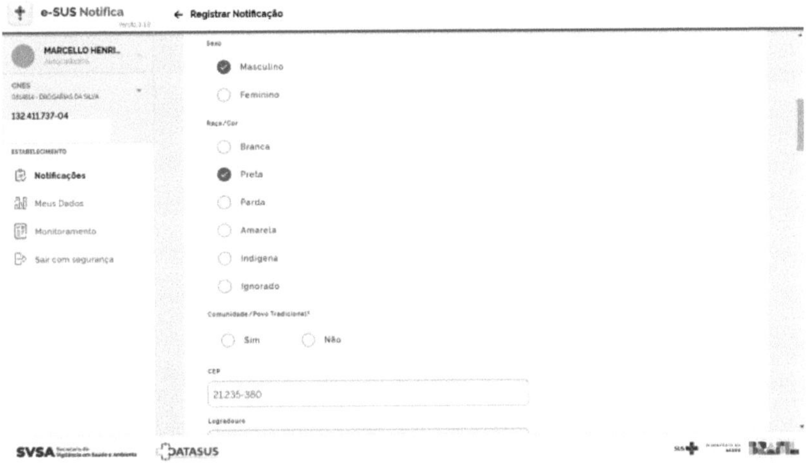

Abbildung 18 – Benachrichtigung über den Aufenthaltsort des Patienten.

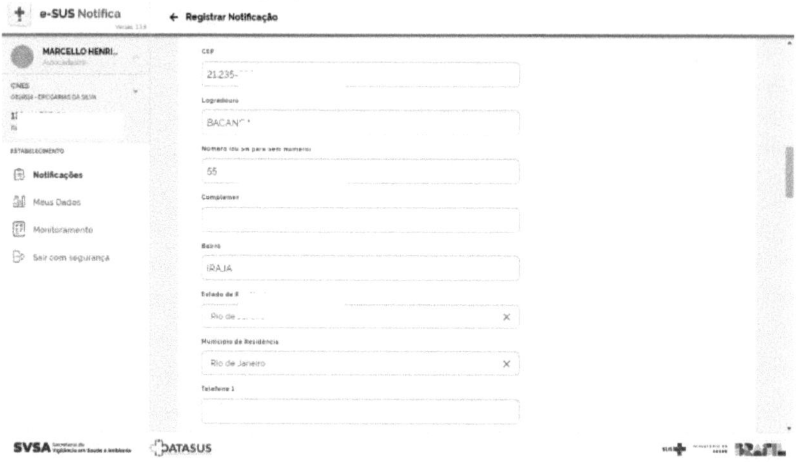

Abbildung 19 – Lokale Welle durchgeführt oder getestet.

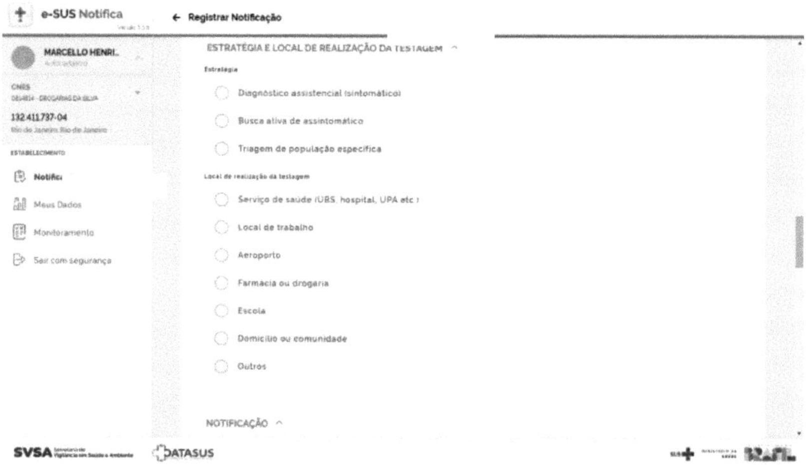

Abbildung 20 – Wenn Symptome von Covid-19 gemeldet werden

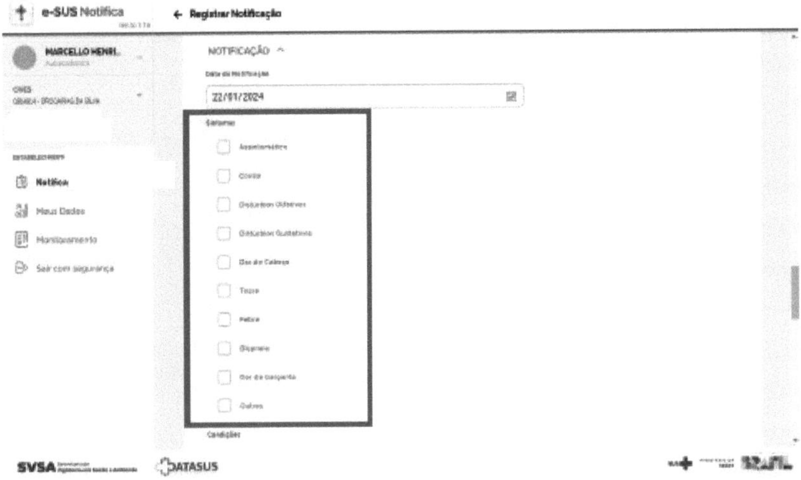

Legende: Das Feld enthält einige der Nachrichtentypen, die Sie auswählen können.

Abbildung 21 – Das e-SUS-System umfasst Komorbiditäten und Patienten, die einen Covid-19-Impfstoff erhalten

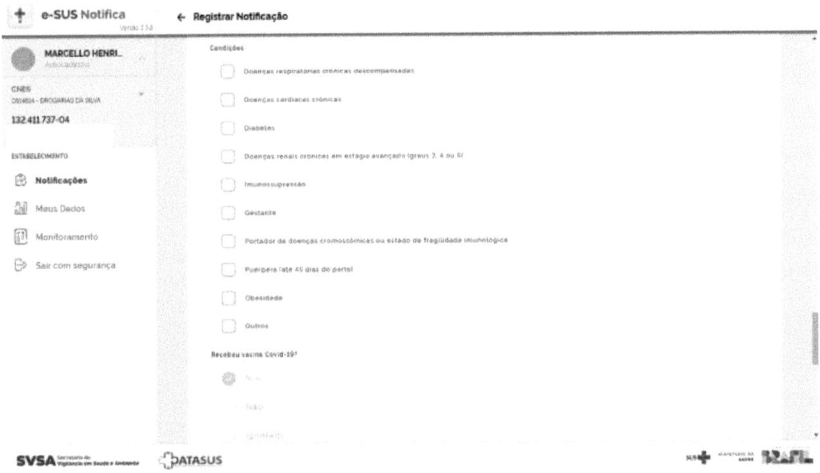

Abbildung 22 – e-SUS-System zeigt die Art des durchgeführten Tests.

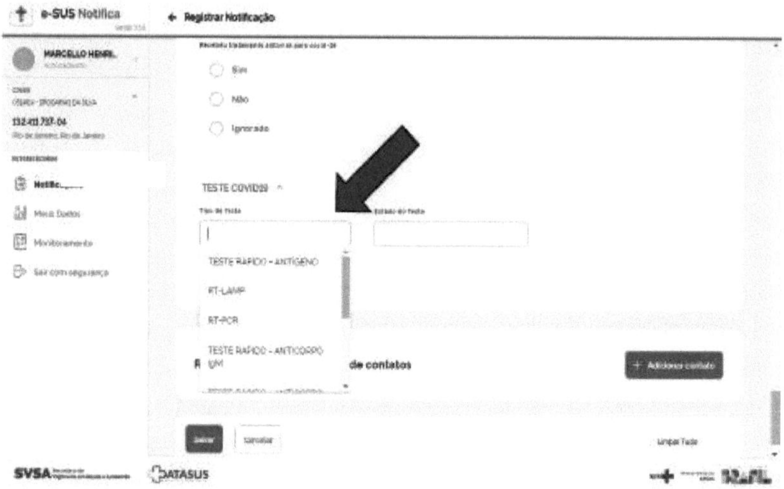

Legende: In Blue Demonstrand angesiedelt, wo die Art des Tests stattfindet.

Kapitel 8

Subbenachrichtigungen und Betrug kein System

Marcello Henrique Araujo Da Silva

Im Fall der Stadt Cerro Grande in Rio Grande do Sul kam es letztes Jahr zu schweren Betrugsfällen in unserem Benachrichtigungssystem für psychiatrische Verkäufe. Foram verkaufte 789.697.000 Kartons Duloxetina. Aber die Volkszählung 2022 basiert auf der Tatsache, dass die Stadt 2.379 Einwohner hat, also im Grunde caada compraria algo near 33.194 caixas naquele ano.

In unseren Rohölen enthält eine Schachtel Duloxetin 30 Tabletten, Logos, Serien oder Äquivalente für jeden Morador in der Stadt Cerro Grande, etwa 995.834 Duloxetintabletten reichen für das ganze Jahr 2021. Außer der Menge an Medikamenten, die dieses Medikament verschreiben. Wenn Ihnen diese Meldungen natürlich bekannt sind, wurden 78 medizinische Register verwendet.

Wenn wir sie schnell analysieren, ist diese Zahl so, dass 78 Ärzte 10.124 Packungen Duloxetin Naquele Ano verschreiben. Wir haften nicht für Betrug, ohne dass SNGPC nachweislich einen landwirtschaftlichen Betrieb in der Region hat, der verkauft oder psychisch verletzt wird, um die Sicherheit von Kindern zu gewährleisten, die nicht empfangen werden, und die sich wiederholt im ärztlichen Register befinden, um sicherzustellen, dass kein System vorliegt, das einen legalen Verkauf erfordert.

Darüber hinaus sind jedem die fehlerhaften Meldungen zu Dengue-Fällen auf TabNet bekannt. Grundsätzlich können diese Fehler durch oder durch Störungen in unserem System beeinflusst werden, da sie bereits von anderen Bundesplattformen freigegeben wurden. Derzeit registriert das Foram 939.762 Dengue-Fälle in Brasilien. Allerdings wurden in 16,6 % der meisten Fälle fehlerhafte Formulare gemeldet oder sie sind in keinem Land, in dem Dengue-Fieber registriert ist, gültig. Wir können die Informationen in Abbildung 26 überprüfen, die fehlerhafte Dengue-Benachrichtigungen zeigt.

Eine ähnliche Geschichte beschreibt unsere Fälle von Untermeldungen zu Covid-19 in Rio de Janeiro während der Pandemie. Wir berichten, dass etwa 95 % unserer Fälle in unseren Meldungen dieser Fälle falsch sind. Derzeit bestätigen wir, dass

Subnotifications oder Betrugsfälle keine Beeinträchtigung des Entzugs öffentlicher Richtlinien durch den Staat darstellen und Bundes-, Landes- und Kommunalvorschriften nicht entgegenstehen.

Abbildung 23 – Venda de Cloridrato de Duloxetina, registriert auf Basis der beiden Dados seit ANVISA im Jahr 2021.

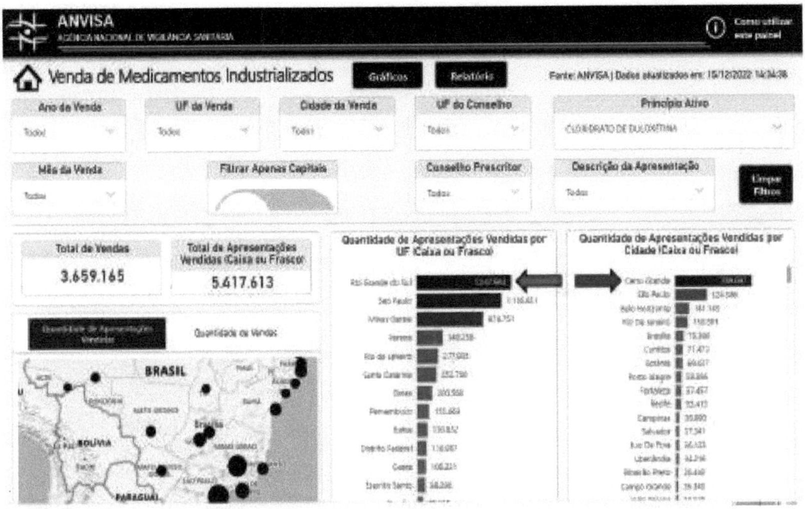

Legende: Satz in Grün oder Bundesstaat, aber verkauft, und Satz in Blau oder Kommunal, aber verkauft in Duloxetina.

Abbildung 24 – Anzahl der Verschreibungen (a), die auf der Grundlage der ANVISA-Daten für das Jahr 2021 registriert wurden.

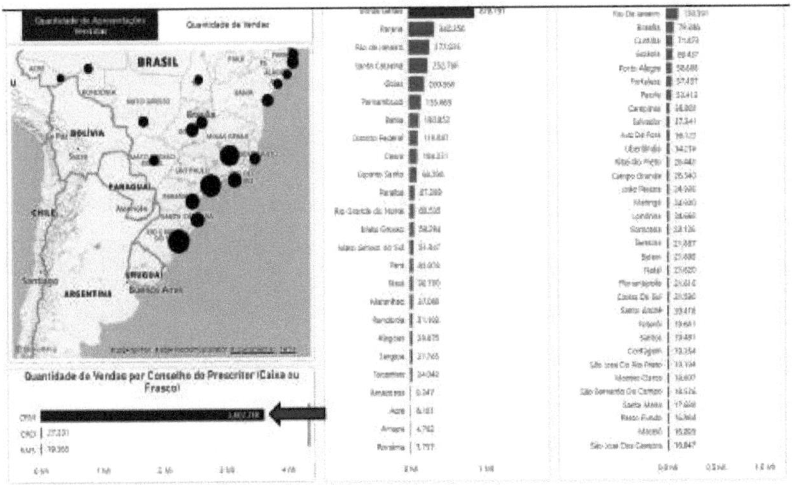

Legende: Set in Blau enthält eine Reihe von Klassenempfehlungen.

Abbildung 25 – Verschreibungszahlen von Duloxetin, registriert auf der Grundlage von ANVISA-Kindern pro Jahr ab 2021 in der Cidade de Cerro Grande.

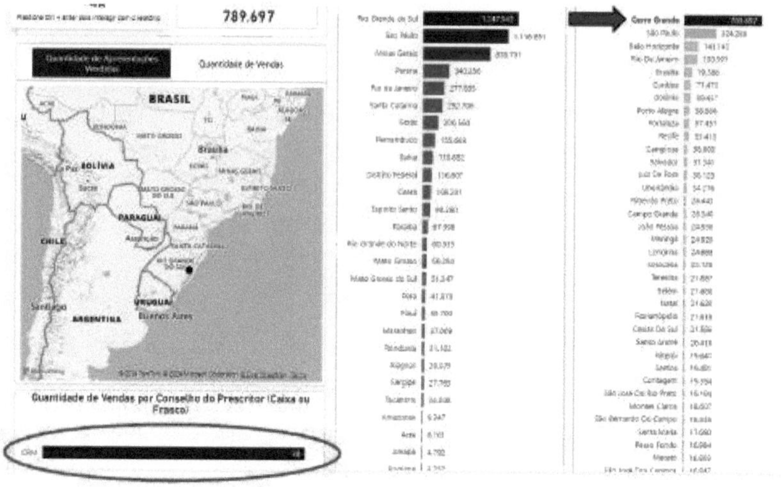

Legende: Circulo em vermelho mostrando a quantidade de classificationos de duloxetina.

Abbildung 26 – Fehler in der Meldung unserer Dengue-Fälle ab 2024.

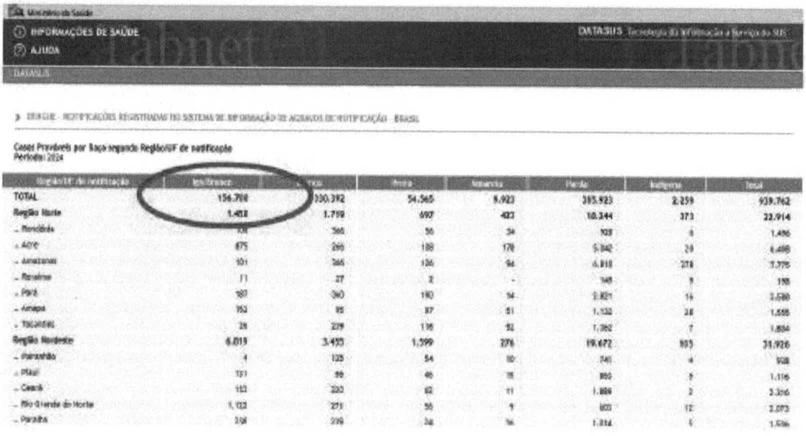

Legende: Circulo em vermelho demonstra o número de casos ignorados de Dengue fieber in Brasilien.

Bibliografische Hinweise

Christiane Santiago Maia, Daniel Roberto Coradi de Freitas, Luciana Guerra Gallo, Wildo Navegantes de Araújo. Register unerwünschter Ereignisse im Zusammenhang mit der Gesundheitsversorgung, die in Brasilien zu Todesfällen führen, 2014–2016. Epidemiol. Serv. Saúde, Brasilia, 27(2):e2017320, 2018.

Jamil Rocha de Oliveira; Rosa Malena Fagundes Xavier; Aníbal de Freitas Santos Júnior. Über das brasilianische Gesundheitsüberwachungsmeldesystem (NOTIVISA) gemeldete unerwünschte Ereignisse: Brasilien, beschreibende Studie, 2006–2011. Epidemiol. Serv. Saúde v.22 n.4 Brasília dez. 2013

LAGUARDIA, Josué et al. Informationssystem für meldepflichtige Krankheiten (Sinan): Herausforderungen bei der Entwicklung eines nationalen Gesundheitsinformationssystems. Epidemiol. Serv. Saúde, Brasilia, ca. 13, n. 3, S. 135-146, Sofa. 2004 . http://dx.doi.org/10.5123/S1679-49742004000300002 .

Verkauf von industriellen und manipulierten Medikamenten von ANVISA https://app.powerbi.com/view?r=eyJrIjoiZjg0ZmFkYjItZmNmOC00M2M1LWI2YjQt MzU4OGMzNjA2NzcwIiwidCI6ImI2N2FmMjNmLWMzZjMtNGQzNS04MGM3LWI 3MDg . 1ZjVlZGQ4MSJ9

Tabnet https://datasus.saude.gov.br/informacoes-de-saude-tabnet/

Volkszählung 2022 https://censo2022.ibge.gov.br/panorama/

Da Silva, MHA, & Procópio, IM (2020). Ein fragiles Gesundheitssystem und soziale Verwundbarkeit aufgrund von COVID-19. Revista Brasileira Em Promoção Da Saúde, 33. https://doi.org/10.5020/18061230.2020.10724

Da Silva, MHA; Souza, JA Vulnerabilität von Patienten mit Hiperplasia prostática behandelt mit Dutasterida und Finasterida. Rev. Bioet. Bd. 29 Nr. 2 Brasília Abbr./Jun. 2021. https://doi.org/10.1590/1983-80422021292477

Da Silva, MHA (2023). Fehler in Meldungen und Untermeldungen von Covid-19-Fällen: Vollständige Überprüfung. Revista Sabre Digital, 16(3), e20231605. https://doi.org/10.24859/SaberDigital.2023v16n3.1464

Notivisa https://notivisa.anvisa.gov.br/frmLogin.asp

Notificações de farmacovigilância https://www.gov.br/anvisa/pt-br/acessoainformacao/dadosabertos/informacoes-analiticas/notificacoes-de-farmacovigilancia

Sérgio Henrique Almeida da Silva JúniorJurema Corrêa da MotaRaulino Sabino da SilvaMônica Rodrigues CamposJoyce Mendes de Andrade Schramm. Beschreibung doppelter Datensätze im Informationssystem für meldepflichtige Krankheiten, Brasilien, 2008–2009. Epidemiol. Serv. Saúde 25 (3) Jul-Sep 2016 • https://doi.org/10.5123/S1679-49742016000300005

a LEGISLAÇÃO APLICADA AO SINAN Link: portalsinan.saude.gov.br/sinan-legislacao

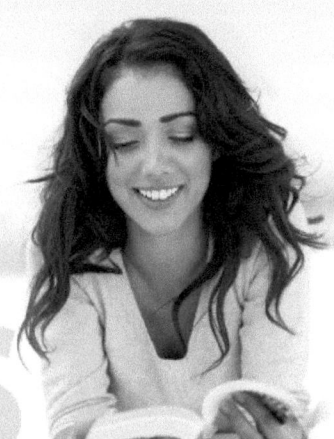

MIX
Papier aus verantwortungsvollen Quellen
Paper from responsible sources
FSC® C105338

Printed by Books on Demand GmbH, Norderstedt / Germany

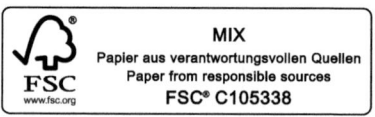